Schattauer

Die digitalen Zusatzmaterialien haben
wir zum Download auf www.klett-cotta.de
bereitgestellt. Geben Sie im Suchfeld auf unserer
Homepage den folgenden Such-Code ein:
OM40212

Bärbel Rudolph

Burnout bei Müttern erkennen und behandeln

Selbstfürsorge und Selbstmitgefühl stärken

Schattauer

MIX
Papier | Fördert gute Waldnutzung
FSC® C083411

Schattauer
www.schattauer.de
J. G. Cotta'sche Buchhandlung Nachfolger GmbH
Rotebühlstr. 77, 70178 Stuttgart
Fragen zur Produktsicherheit: produktsicherheit@klett-cotta.de

Gestaltungskonzept: Farnschläder & Mahlstedt, Hamburg
Cover: Jutta Herden, Stuttgart
unter Verwendung einer Abbildung von © StockPlanets/istock
Gesetzt von Eberl & Koesel Studio, Kempten
Icons: 1: © Flaticon/justicon; 2, 3, 5: © Flaticon/freepik; 4: © Flaticon/narakorn;
6: © Flaticon/kalashny; 7: © Flaticon/slamlabs
Gedruckt und gebunden von CPI – Clausen & Bosse, Leck
Lektorat: Maren Klingelhöfer
Projektmanagement: Ulrike Albrecht
ISBN 978-3-608-40212-4
E-Book ISBN 978-3-608-12424-8
PDF-E-Book ISBN 978-3-608-20704-0

Bibliografische Information der Deutschen Nationalbibliothek
Die Deutsche Nationalbibliothek verzeichnet diese Publikation in der Deutschen Nationalbibliografie; detaillierte bibliografische Daten sind im Internet über http://dnb.d-nb.de abrufbar.

Inhalt

Übersicht: Arbeitsblätter und Imaginationen

20 ARBEITSBLÄTTER

10 GEFÜHRTE IMAGINATIONEN – SPEZIELL FÜR MÜTTER

Vorwort

Burnout bei Müttern ist ein weit verbreitetes Phänomen, das jedoch häufig weder von den Betroffenen selbst noch von Fachpersonen als solches erkannt und entsprechend der richtigen Behandlung zugeführt wird.

»Was – ich soll ein Burnout haben? Ich arbeite aber doch nur Teilzeit« ist ein häufiger Satz, den Betroffene selbst oft über sich sagen, wenn man sie mit der Thematik konfrontiert. *»Ein bisschen Alltagsstress ist doch normal«* ist auch eine häufige Fehleinschätzung von einigen Behandlern, wenn sie in ihren Praxen überlasteten Müttern begegnen. Tipps wie *»Machen Sie doch mal einen Entspannungskurs«* oder *»Seien Sie doch nicht so perfektionistisch«* helfen hier wenig. Derartige Ratschläge berücksichtigen nicht die Komplexität der Situation von chronisch erschöpften und stressbelasteten Müttern und verstärken zudem auf ungünstige Weise die ohnehin oft negative Selbsteinschätzung der Mütter. Viele von ihnen leiden unter ständigen Insuffizienz- und Schuldgefühlen. Auch den Druck, alle Aufgaben möglichst gut zu jonglieren und es dabei noch leicht aussehen zu lassen, kennen viele Mütter gut. Diese Daueranforderung als »Belastung« zu bezeichnen und womöglich deshalb sogar professionelle Hilfe in Anspruch zu nehmen, scheint für viele erst mal nicht naheliegend. *»Die anderen schaffen es doch schließlich auch«* ist einer der häufigsten Sätze, den überlastete Mütter selbstkritisch im Erstgespräch sagen.

Die Folgen für chronisch überlastete Mütter ohne spezifisch greifende und vor allem rechtzeitige Hilfsangebote sind dagegen oft gravierend. So mündet ein anhaltender Erschöpfungszustand unbehandelt in teils schwere psychiatrische, psychosomatische sowie anhaltende somatische Folgeerkrankungen – und zwar bei den Frauen selbst, aber auch bei Personen aus ihrem nahen Umfeld, insbesondere deren Kindern.

Nachdenklich stimmen auch Zahlen, wie sie z. B. im *Mental Health Report* der deutschen Versicherung AXA im Jahr 2022 veröffentlicht wurden, die besagen, dass immerhin jede achte Mutter (12 %), aber nur jeder zwanzigste Vater (5 %) in einer groß angelegten Befragung angab, »nie« Zeit für regenerative Pausen zu haben (AXA, 2022). Es scheint also Unterschiede zu geben zwischen der Lebensrealität von Müttern und Vätern.

Die Anforderungen an Frauen und besonders Mütter der heutigen Generation sind hoch. So wird heute vorausgesetzt, dass Berufstätigkeit und Familienarbeit gut kombinierbar sind. Die breite Öffentlichkeit nimmt an, dass sich hier gerade durch die in den letzten Jahren ausgebauten Betreuungsmöglichkeiten für Kleinkinder viel verbessert hat und es doch jetzt schließlich »gut möglich« sein sollte, Elternschaft und Berufstätigkeit zu verbinden. Die Lebensrealität vieler Familien stellt sich dagegen oft anders da.

Eltern der heutigen Generation ist es zudem wichtig, von Geburt an einen sogenannten »bindungsorientierten« Erziehungsstil ihren Kindern gegenüber zu pflegen. Anders als die Generationen vor ihnen stehen nun die kindlichen Bedürfnisse und deren prompte Befriedigung oft an höherer Stelle als die der Erwachsenen. Viele Mütter, die versuchen, vom ersten Atemzug des Kindes an – und am besten schon in der Schwangerschaft – sehr auf eine »gute Bindung« zu achten, sind allerdings dadurch schnell sehr erschöpft. Dies geschieht häufig schon in der Säuglingsphase ihrer Kinder. Denn 24 Stunden Verfügbarkeit ohne Pausen ist eben auf Dauer einfach für niemanden zu schaffen – und mögen die Bemühungen dazu auch noch so groß sein.

Das Bild von »Familie« und auch die Familien an sich haben sich in den letzten Jahrzehnten verändert und die Konstellationen sind heute diverser geworden. Eine Konstante in diesem Wandel ist aber, dass Care-Arbeit in der Regel weiterhin vor allem von den Müttern übernommen wird und dass sie sich eben nicht »mal eben nebenbei erledigen« lässt. Care-Arbeit, also die Fürsorgearbeit und Betreuung der Kinder, die Hausarbeit und auch der Einsatz für pflegebedürftige Angehörige, stellt aber eine relevante Arbeitsleistung dar. Kinder und Haushalt sind dabei häufig noch »Frauensache« und die Vereinbarkeit von Familie und Beruf betrifft somit in den meisten Familien die Frau. Begriffe wie »Rabenmutter« sind fest verankert im deutschen Sprachgebrauch und beziehen sich ausschließlich auf Mütter, nicht aber auf Väter.

Das vorliegende Buch befasst sich daher ganz bewusst mit Burnout bei Müttern – und nicht bei Eltern im Allgemeinen und auch nicht bei Vätern. Sicherlich lassen sich einige Aspekte des Therapieansatzes aber problemlos auch auf Väter mit Burnout-Symptomen übertragen. Von diesen gibt es selbstverständlich auch einige.

Aber ist das, was offenbar viele Mütter belastet, nämlich das ständige Gefühl, nicht mit allen Aufgaben fertig zu werden und dadurch zunehmend erschöpft zu sein, wirklich ein »Burnout«? Passt dieser Begriff in diesem Kontext überhaupt?

Herbert J. Freudenberger (1926–1999) war ein deutsch-amerikanischer klinischer Psychologe und Psychoanalytiker, der den *Burnout-Begriff* 1974 erstmalig in einer wissenschaftlichen Publikation verwendete und zeitlebens intensiv dazu forschte und publizierte (Freudenberger, 1974). Er beschrieb das Phänomen »Burnout« ursprünglich bei Mitarbeitern aus den Sozialberufen (»die ausgebrannten Helfer«). Inzwischen hat sich der Begriff samt seinem Kontext weiterentwickelt und es herrscht in der Allgemeinbevölkerung und in Fachkreisen Einigkeit darüber, dass es prinzipiell »jeden« treffen kann. Dennoch wird »Burnout« überwiegend für Erschöpfungszustände im Kontext der Arbeit verwendet, was auch die neue WHO-Klassifikation der Erkrankungen (ICD-11) so vorsieht.

Doch passt dieser »Arbeitskontext im Sozialbereich« bei Müttern, die – mit oder ohne bezahlte Berufstätigkeit – immer noch in den meisten Familiensystemen einen Hauptteil der Care-Arbeit bei Kindern und hilfsbedürftigen Angehörigen übernehmen, nicht sogar besonders gut? Auch die Forschung der letzten 20 Jahre kam mehrheitlich zu dem Schluss, dass eine reine Fokussierung auf den Berufskontext beim Burnout-Begriff zu kurz greift. Besonders bei Müttern verschwimmen Arbeits- und Familienzeit in der Regel untrennbar, da ja die Organisation und Ermöglichung von bezahlter Arbeit automatisch die Zeiten der unbezahlten Arbeit reduziert und verdichtet.

Dies wird gerade bei Müttern mit kleinen Kindern und deren häufigen Krankheiten und der dann notwendige Umorganisation der Routinen besonders deutlich.

Freudenberger selbst schrieb in den 80er-Jahren zusammen mit der Journalistin Gail North ein Buch mit dem Titel *Burn-out bei Frauen. Über das Gefühl des Ausgebranntseins*. Es lässt sich natürlich nicht eins zu eins in die heute Zeit transferieren, aber hinsichtlich seiner Gesamtaussage und den Ausführungen zur Ätiologie von Burnout speziell bei Frauen hat es wenig an seiner Aktualität verloren. Der »Burnout-Zyklus nach Freudenberger« wird daher auch in dieses Fachbuch aufgenommen – und speziell für Mütter adaptiert.

In Freudenbergers Buch wird der genderspezifische Aspekt so ausgedrückt:

> »Burn-out ist bei Frauen eines der häufigsten Syndrome in unserer modernen Gesellschaft. [...] Meist wird der Begriff Burn-out nur mit Frauen in Beziehung gebracht, die Führungspositionen erreicht haben. Obwohl diese Frauen in der Tat zu einem hohen Prozentsatz dem Burn-out-Syndrom zum Opfer fallen, werden andere – Hausfrauen, Mütter, Witwen, alleinlebende, verheiratete, geschiedene Frauen – genauso leicht in den Strudel emotionaler Hetze hineingezogen, der sie schließlich ausgebrannt zurückläßt [...]« (Freudenberger & North, 1985).

Seit der Erstveröffentlichung von Freudenbergers Buch *Burn-out bei Frauen* sind inzwischen über 40 Jahre vergangen und es ist seither im deutschsprachigen Raum keine nennenswerte Fachpublikation, sondern allenfalls Selbsthilfeliteratur zu dem heute so besonders relevanten Thema »Burnout bei Müttern« erschienen.

»Es braucht geschulte Ärzt:innen und Therapeut:innen, die die konkrete Überlastung einer Mutter erkennen und nicht einfach nur über Jahre mit Antidepressiva behandeln«, so die Autoren des Gesundheitsreports 2023 der BARMER, in dem ein längeres Kapitel explizit der »Müttergesundheit« gewidmet wird (Meinhold et al., 2023).

Diese Lücke soll das vorliegende Buch schließen, und zwar explizit in Form eines Fachbuchs, um damit die Psychotherapeut:innen, aber auch die Zuweiser:innen und Ärzt:innen der Primärversorgung für dieses wichtige und oft hinsichtlich seiner Relevanz unterschätzte Thema zu sensibilisieren und weiterzuqualifizieren. Interessierte Betroffene werden sicherlich auch hilfreiche Anregungen bekommen.

Mein Buch wirft zunächst einen differenzierten Blick auf die komplexen Entstehungsbedingungen von Burnout bei Müttern. Dabei wird ätiologisch ein bio-psychosoziales Modell zugrunde gelegt. Denn Burnout entsteht niemals monokausal, sondern immer im Zusammenspiel von biologischen, psychischen und sozialen Faktoren. Burnout entwickelt sich schleichend, beginnend mit leichten, zunächst klinisch oft nicht relevanten Symptomen, die sich allmählich verstärken können, bis hin zu schweren Krisenzuständen mit gravierenden Folgen für die Betroffenen und ihr Umfeld. Das **Modell eines Burnout-Zyklus**, das ausführlich vorgestellt wird, greift dies auf.

Der Schwerpunkt in diesem Buch liegt neben dem Erkennen und richtigen diagnostischen Einordnen von Burnout bei Müttern besonders auf der Therapie. Dabei wird ein Therapieansatz vorgestellt, der spezifisch auf die Lebensrealität und Belastungssituationen von Müttern zugeschnitten ist. Mein Ansatz verbindet dabei mit dem **Stufenmodell einer siebenstufigen Therapiepyramide** ein durchaus zielgerichtetes therapeutisches Vorgehen, das aber auch Raum für Flexibilität und die Individualität der Betroffenen lässt. Denn keine Lebenslage, keine Belastungssituation und kein familiärer Hintergrund gleicht dem anderen. Gerade der Aspekt der sozialen Integration, der Verfügbarkeit von Unterstützungssystemen und der gesellschaftlichen Rahmenbedingungen ist in diesem Kontext von entscheidender Bedeutung.

Therapeutisches Hauptprinzip ist es, eine neue innere Haltung des Selbstmitgefühls zu fördern. Der Ansatz geht damit weit über eine Ansammlung von »Tools« und Techniken hinaus. Der Therapieansatz ist explizit kein Verhaltensmodifikationsprogramm, das den Alltag durch noch mehr Struktur oder Effizienz zu optimieren versucht. Vielmehr ist mein Anliegen, einen Therapieansatz vorzustellen, der von viel Empathie geprägt ist und Mütter dabei begleitet, eine veränderte, freundlichere Haltung zu sich selbst zu entwickeln. In dieser therapeutischen Grundhaltung sind Selbstfürsorge und Selbstmitgefühl nicht als zusätzliche Aufgaben zu verstehen, sondern als tragende Säulen eines nachhaltigen Veränderungsprozesses.

Denn wenn es gelingt, zur **Selbstfürsorge anzuregen** und mit einem freundlichen, nicht verurteilenden und akzeptierenden Blick auf sich selbst und seine Belastungen zu blicken, können Ressourcen wieder aktiviert und Heilungsprozesse in Gang gesetzt werden.

Selbstmitgefühlsbasierte Therapieansätze (u. a. nach Kristin Neff, Christopher Germer und Paul Gilbert) sind zwar noch relativ neu, verbreiten sich jedoch schnell, da die Akzeptanz gut ist. Erste wissenschaftliche Studien belegen zudem eine hohe Wirksamkeit.

Ein schöner Nebeneffekt meines Ansatzes ist, dass sich auch die familiären Beziehungen in der Folge der Therapie häufig verbessern und somit die Kinder und Lebenspartner mitprofitieren.

Um den inneren Prozess zu begleiten und zu fördern, wurden **20 spezifische Arbeitsblätter** entwickelt, die sich entlang meines siebenstufigen Modells der Burnout-Pyramide orientieren. Diese Arbeitsmaterialien können je nach individueller Situation flexibel eingesetzt werden – sei es stufengetreu entlang des Stufenmodells oder gezielt an anderer Stelle, wenn sie dort hilfreicher erscheinen. Die Arbeitsblätter greifen wichtige Mütter-spezifische Themen, wie »Me-Time« und »Mental Load« auf und machen sie im therapeutischen oder beraterischen Gespräch konkret zugänglich. Einige Arbeitsblätter dienen zudem der besseren Sichtbarmachung der Belastung im Alltag für die Betroffenen selbst, aber auch der konkreten Ressourcenförderung.

Darüber hinaus enthält das Buch **10 Imaginationsanleitungen**, die eine vertiefte emotionale Erfahrung und Integration ermöglichen. Gerade bei chronisch belasteten Frauen, denen kognitive Einsichten allein in der Regel nicht ausreichen, bieten Imaginationen und hypnotherapeutische Elemente eine wertvolle Brücke zur Erfahrungsebene und erlebnisorientierten Therapie. Sie sollen die Frauen dabei unterstützen, erste Schritte in eine neue, selbstfreundlichere Haltung zu finden – jenseits von Leistungsdruck oder Selbstoptimierung.

Eine **Vielzahl an Fallbeispielen** aus meiner eigenen Praxis- und Kliniktätigkeit veranschaulichen die Thematik zusätzlich. Das Erleben der betroffenen Mütter mit Burnout wird so lebendiger und die Therapieempfehlungen werden konkret nachvollziehbar.

Meine Motivation, dieses Thema in Form eines Fachbuches auszuarbeiten, ist eng mit meiner eigenen Biografie verknüpft. Als Oberärztin einer psychosomatischen Tagesklinik und Klinik habe ich in den letzten 10 Jahren eine Vielzahl an Gesprächen mit Müttern geführt, die mit Erschöpfungszuständen, depressiven Symptomen oder schweren Burnout-Zuständen in Behandlung kamen.

Besonders in der Zeit der Coronapandemie wurde deutlich, wie sehr Frauen – und insbesondere Mütter – durch die gleichzeitigen Anforderungen in Familie, Beruf und Gesellschaft überlastet wurden. Seit meiner Niederlassung in die Praxis habe ich mich aufgrund des hohen Bedarfs auf das Thema »Müttergesundheit« spezialisiert und begleite hier Mütter in verschiedenen Lebensphasen dabei, ihre Belastungen zu überwinden und eigene Ressourcen wieder zu entdecken.

Zugleich bin ich selbst Mutter und kenne die Herausforderungen auch aus persönlicher Erfahrung. Insbesondere bei meiner Rückkehr aus der zweiten Elternzeit als berufstätige Mutter von zwei kleinen Kindern sah ich mich mit einer Vielzahl an divergierenden Rollenerwartungen und Anforderungen konfrontiert – sowohl im privaten wie auch im beruflichen Umfeld. Diese persönlichen Erfahrungen haben meine Sensibilität für das Thema zusätzlich geschärft und meinen Blick auf die Situation von Müttern wesentlich geprägt.

So ist im Laufe der Zeit eine Therapie entstanden, die sowohl klinisches als auch persönliches Erfahrungswissen in sich vereint, ergänzt durch Daten aus der aktuellen wissenschaftlichen Forschung und übersetzt in einen praxisorientierten Therapieansatz.

Ich wünsche Ihnen ganz viel Freude beim Lesen und viele wertvolle Anregungen für eine gelingende Unterstützung von Müttern, die sich an Sie wenden und um Hilfe bitten. Und sollten Sie selbst auch Mutter oder Vater sein, so können Sie sicherlich auch ein paar hilfreiche Aspekte für sich selbst herausziehen.

Ihre Bärbel Rudolph
Berg am Starnberger See, Herbst 2025

1 Burnout bei Müttern: Ein vielfach unterschätztes Phänomen

1.1 Müttergesundheit – ein Thema!

Die gesellschaftliche Diskussion um Familie, Mutterschaft und Erwerbsarbeit ist seit Jahrzehnten von Spannungen geprägt – und sie ist aktueller denn je. Während einerseits die klassische Hausfrauenehe mit dem »Zuverdienermodell« weiterhin tief in der deutschen Sozial- und Steuerpolitik verankert bleibt, erlebt aktuell auch die Rolle der Hausfrau über soziale Medien eine neue Inszenierung. Plattformen wie Instagram oder TikTok zeigen Frauen, die ein scheinbar erfülltes Leben zwischen Kindern, Küche und kreativem Familienalltag führen. Auch die Zeitschrift *Der Spiegel* bringt den »Traumjob Hausfrau?« im Jahr 2025 sogar auf die Titelseite mit der Fragestellung »Warum sich Mütter wieder für Küche statt Karriere entscheiden« (Der Spiegel, 2025). Diese neue Sehnsucht nach »Daheim« ist auch gespeist von der Realität vieler Mütter, die im Spannungsfeld zwischen Erwerbsarbeit, Care-Arbeit und gesellschaftlichen Erwartungen häufig an die Grenzen ihrer Belastbarkeit kommen.

Die Datenlage zeigt strukturelle Ursachen auf: Zwei Drittel aller heterosexuellen Eltern in Deutschland folgen auch heute noch dem Muster, dass der Mann den Hauptteil des Haushaltseinkommens erwirtschaftet, während die Frau »dazuverdient« und sich zugleich primär um Haushalt und Kinder kümmert. Dieses »Zuverdienermodell« umfasst meist 14 bis 25 Stunden Erwerbsarbeit pro Woche und wird ergänzt durch die unbezahlte Care-Arbeit, die in westdeutschen Bundesländern besonders ausgeprägt ist. Nach aktuellen Zahlen übernehmen Frauen durchschnittlich 40 % mehr unbezahlte Tätigkeiten, wie Kinderbetreuung, Haushaltsführung oder Pflege, als Männer (Daten des Statistischen Bundesamts, 2023).

Auch sind Frauen und insbesondere Mütter häufiger in schlechter bezahlten Branchen beschäftigt und auch in Niedriglohnsektoren und bei Tätigkeiten mit geringerer sozialer Absicherung stellen Frauen den überwiegenden Anteil der Beschäftigten. Die Geschlechterforscherin und Soziologin Franziska Schutzbach leistete dabei mit ihrem Buch *Die Erschöpfung der Frauen. Wider die weibliche Verfügbarkeit* (Schutzbach, 2024) einen wichtigen Beitrag. Sie legt dar, dass Frauen nach wie vor einem System ausgesetzt sind, das ständige Verfügbarkeit voraussetzt, ohne diese zu entlohnen oder anzuerkennen – sei es im Care-Bereich, im Beruf oder mental innerhalb familiärer Strukturen.

Für Mütter bestehen auch nach wie vor erhebliche Hürden für die Vereinbarkeit von Beruf und Familie. Die Geburt des ersten Kindes stellt daher oft einen Wendepunkt in Erwerbsbiografien von Frauen dar.

Es fehlt an ausreichenden Betreuungsplätzen und pädagogischen Fachkräften, zudem wird der Ausbau verlässlicher Ganztagsangebote für Schulkinder immer wieder verschoben. Damit endet die Betreuungsmöglichkeit der Kinder häufig schon wieder nach wenigen Stunden pro Wochentag, was die Erwerbstätigkeit von Müttern stark einschränkt. Das Modell der »Vereinbarkeit« bleibt in der Praxis somit überwiegend auf Frauen beschränkt. Auch die gesellschaftliche Akzeptanz und die Verlässlichkeit von frühkindlicher Betreuung ist begrenzt, insbesondere in ländlichen Regionen. Fehlendes oder unzureichend qualifiziertes Personal verstärkt die Unsicherheit. Familiäre Unterstützungsstrukturen, z. B. durch Einbeziehung der Großeltern, sind dagegen gerade im städtischen Raum häufig nur begrenzt verfügbar. Und auch wenn es Mütter schaffen, einer zufriedenstellenden Berufstätigkeit nachzugehen und Betreuung für ihre Kinder dafür in Anspruch zu nehmen, sind sie häufig sozialem Druck ausgesetzt. Der Begriff der »Rabenmutter« ist dabei fest im deutschen Sprachgebrauch verankert.

Im Gegensatz dazu sind in anderen europäischen Ländern wie Frankreich und in den skandinavischen Staaten hochwertige Ganztagsbetreuungssysteme seit Jahrzehnten etabliert und vor allem auch gesellschaftlich selbstverständlich.

Gerade durch diese unterschiedlichen beruflichen Rahmenbedingungen von Müttern und Vätern in Kombination mit ungleicher Verteilung von Care-Arbeit sind Mütter in der Regel einem *deutlich erhöhten Risiko für Erschöpfung und Burnout* ausgesetzt. Der Trend, das Hausfrauenideal in sozialen Medien neu zu romantisieren, mag für manche Frauen als bewusste Gegenbewegung zur Überforderung erscheinen. Für die Mehrheit bleibt es jedoch eine Illusion, die die realen Belastungen eher verschärft als mildert.

Während der *Coronapandemie* haben sich die Geschlechterunterschiede und die Gesamtsituation für die Mütter weiter verschärft. So waren es überwiegend die Mütter, die die plötzlich wegfallenden Betreuungsstrukturen mit viel flexiblem Einsatz ausgleichen mussten. Der Begriff einer »Retraditionalisierung« wurde in diesem Kontext geprägt (Allmendinger, 2020).

Auch im europäischen Vergleich gab es hier Unterschiede für deutsche Mütter. Dies bestätigt auch eine Untersuchung einer großen deutschen Versicherung aus dem Jahr 2022, die in einer Befragung die *Belastung durch »Stress«* bei der Bevölkerung untersuchte. Hier lagen die deutschen Frauen mit Kindern erheblich über dem europäischen Durchschnitt. Frauen wurden dabei gebeten, auf einer Skala von 0 bis 10 das Ausmaß ihres Stresses in den vergangenen 12 Monaten zu bewerten. Bei Müttern in Europa (ohne Deutschland) lag der Durchschnittswert bei 6,27. Bei den deutschen Müttern befand sich der Wert bei 7,28, was durchaus als hohe Stressbelastung zu bezeichnen ist. Deutsche Frauen ohne Kinder lagen dagegen unter dem europäischen Durchschnitt mit einem Wert von 5,26 (AXA, 2022).

In den psychiatrischen und psychotherapeutischen Praxen und Kliniken sahen wir in den »Coronajahren« 2020 bis 2022 besonders viele betroffene Mütter. Viele Mütter kamen aber erst in sehr ernsten Krisenzuständen in Therapie, und zwar dann, wenn sich die Symptomatik so sehr zugespitzt hatte, dass sich Folgeerkrankungen wie schwere depressive Episoden – teils mit akuter Suizidalität und oft kombiniert mit Formen der »Selbstmedikation« (Alkohol und Benzodiazepingebrauch) – entwickelt hatten.

Dass betroffene Mütter generell selten rechtzeitig intensiv behandelt werden, liegt natürlich zum einen an Schwierigkeiten bei der alternativen Kinderbetreuung – gerade über längere Zeit. Es liegt aber auch daran, dass häufig weder sie selbst noch die zuweisenden Fachpersonen ihre Belastung rechtzeitig ernst nehmen.

So hat auch in Zeiten nach der Pandemie das Thema nicht an Relevanz verloren. Dies zeigen auch die Zahlen des Müttergenesungswerks (MGW), die einen kontinuierlichen Anstieg von Anmeldungen bei Mutter-Kind-Kuren verzeichnen – häufig mit der Anmeldeindikation »Psyche«, gefolgt von »Muskel-Skelett«-Beschwerden. Im Jahresbericht 2023 heißt es:

> »Der Ausbau von Kurplätzen im Allgemeinen ist essenziell. Bereits 2008 waren von 11,3 Millionen Müttern in Deutschland rund zwei Millionen kurbedürftig. Nach der Coronapandemie ist diese Tendenz weiter steigend. Jährlich stehen im MGW insgesamt ca. 50 000 Kurplätze für Mütter, Väter und pflegende Angehörige zur Verfügung. Die Wartezeiten auf eine Kurmaßnahme können mehr als ein Jahr betragen« (Jahresbericht des Müttergenesungswerks, 2023).

Häufig wird heutzutage vor dem Hintergrund einer gendersensiblen Darstellung im Kontext von Überlastungen im privaten Bereich allgemein von *»Eltern«* – nicht explizit von Müttern – gesprochen. Dies hat zum einen das Ziel, keine Diskriminierung vorzunehmen, und auch, keine Unterschiede zwischen Müttern und Vätern zu suggerieren. Diese sprachliche Gleichsetzung übersieht jedoch die unterschiedlichen Lebensrealitäten und Bedürfnislagen: Mütter sind in der täglichen Care-Arbeit wesentlich stärker belastet und verfügen zugleich über schlechter ausgestattete Unterstützungsstrukturen – auch finanzieller Art. Ihre Gesundheit ist damit in erhöhtem Maße gefährdet. Daher ist es durchaus sinnvoll, Mütter auch gesondert zu betrachten (Meinhold et al., 2023).

MERKE

Die strukturellen Ungleichheiten, die die Erwerbs- und Lebensrealitäten von Müttern prägen, stellen auch einen zentralen Risikofaktor für ihre psychische Gesundheit dar.

Aus klinischer und therapeutischer Perspektive sind diese geschlechtsspezifischen Bedingungen auch sehr relevant, da im klinischen Versorgungsbereich spezifische Behandlungs- und Rehabilitationsangebote für Mütter, insbesondere in der ambulanten und stationären Versorgung, nur in geringer Zahl oder gar nicht vorhanden sind. Die in Deutschland etablierten »Mutter-Kind-Kuren« des Müttergenesungswerks schließen die Versorgungslücke kaum. Die Verfügbarkeit ist begrenzt und die Wartezeiten sind lang, sodass die große Anzahl an kurbedürftigen Müttern gar nicht versorgt werden kann.

Die akutstationären Klinikplätze speziell für Mütter, bei denen die Kinder mit in die Behandlung aufgenommen werden, sind noch viel seltener. Selbst in Großstädten sind Mutter-Kind-Klinikplätze in der Regel auf wenige Behandlungsplätze begrenzt. Psychosomatische Klinikplätze stünden Müttern zur Verfügung. Da hier jedoch Kinder nicht mitbetreut werden können, fällt diese Option häufig zunächst aus. So führt der Weg für stark belastete Mütter, die ihren Alltag nicht mehr bewältigen können, häufig in eine allgemeine Akutpsychiatrie, wo die Liegezeit aufgrund der fehlenden Versorgung der Kinder oft auf wenige Tage begrenzt wird, auch bei medizinisch dringend notwendiger Therapie. Von einer hilfreichen Behandlung, insbesondere des zugrundliegenden Problems, ist man in diesem Fall weit entfernt.

Ob nun stationär oder ambulant: Mütter-spezifische Psychotherapieangebote gibt es trotz des hohen Bedarfs bisher kaum. Und auch in den Ausbildungscurricula der angehenden Psychotherapeuten ist das klinisch so relevante Thema »Müttergesundheit« bisher nicht vorgesehen – eine Tatsache, die es unbedingt zu verändern gilt.

MERKE

Gerade Mütter kommen im Spannungsfeld zwischen Erwerbsarbeit, Care-Arbeit und gesellschaftlichen Erwartungen häufig an die Grenzen ihrer Belastbarkeit und haben damit ein deutlich erhöhtes Risiko für Erschöpfung und Burnout.

Eine genderspezifische Betrachtung von Burnout und eine auf die spezifischen Themen von Müttern zugeschnittene Therapie, wie sie in diesem Buch vorgestellt wird, ist somit dringend notwendig – und längst überfällig.

1.2 Der Burnout-Begriff im Mütter-Kontext

Die zentrale Frage, ob der *Begriff »Burnout«* im Zusammenhang mit chronischer Erschöpfung und Stressbelastung von Müttern überhaupt angemessen ist, verlangt nach einer differenzierten Betrachtung. Diese grundlegende Frage muss dem klinischen Erscheinungsbild und diagnostischer Fragestellungen vorangestellt werden.

In der neuen WHO-Klassifikation der Erkrankungen (ICD-11) ist der Begriff »Burnout« für »berufsbezogenen Stress« vorgesehen und ist – äquivalent zum IDC-10 – keine eigenständige klinische Diagnose, sondern wird als »Faktor, der den Gesundheitszustand beeinflusst«, in einer Zusatzkategorie aufgeführt (Z 73.0 im ICD-10 bzw. QD 85 im ICD-11). Im ICD-11 wird »Burnout« wie folgt definiert:

> »Burnout is a syndrome conceptualized as resulting from chronic workplace stress that has not been successfully managed« (WHO, 2019).

Liest man diese Definition, so scheint der Burnout-Begriff auf die Situation von überlasteten Müttern – und gerade von solchen, die ihre Haupttätigkeit im familiären Bereich verrichten – zunächst nicht anwendbar.

Oder eben doch?

Das Empfinden einer *tiefgreifenden Erschöpfung* im Sinne eines *»Ausgebranntseins« (»Burnout«)* stellt bei chronisch überlasteten Müttern in der Regel das *Hauptsymptom* dar. Viele Mütter fühlen sich durch Verwendung des *metaphorischen Begriffs* verstanden und finden ihre Problematik damit gut beschrieben. Häufig sind sie aber auch überrascht, dass man das, was sie empfinden, als »Burnout« bezeichnen kann.

Gerade Mütter erleben häufig eine langanhaltende Kumulation multipler Stressoren, verbunden mit eingeschränkten Möglichkeiten zur individuellen Ressourcenaktivierung und langandauernden Schlafdefiziten. Solche Schlafdefizite entstehen oftmals zunächst im Kontext von Schwangerschaft und frühkindlicher Betreuung und werden später nicht selten durch hormonelle Umstellungsprozesse, u.a. in den Wechseljahren, weiter verstärkt. Individuelle Faktoren, wie die körperliche Konstitution und Persönlichkeitseigenschaften (z.B. Gewissenhaftigkeit), spielen zudem eine wichtige Rolle bei der Burnout-Entstehung bei Müttern. Zudem sind soziale Einflussfaktoren, wie die Wirkung von Rollenmodellen und die Aufteilung der Familienarbeitszeit, auch sehr relevant.

Werden chronische Kraft- und Energielosigkeit sowie Schlafprobleme jedoch fälschlicherweise als »Normalzustand bei Müttern« oder subklinische Symptomatik eingeordnet, fehlt sowohl eine adäquate diagnostische Einordnung als auch eine terminologische Präzisierung im Sinne einer klinisch relevanten Problematik, die ein erhebliches Gesundheitsrisiko darstellt. In der Folge bleiben diese Belastungen und deren kumulative Wirkungen auf die psychische und körperliche Gesundheit von Müttern und deren Angehörigen weitgehend unsichtbar und werden meist nicht diagnostiziert.

Die klinische Relevanz und Notwendigkeit eines eigenständigen Krankheitskonzepts werden auch deutlich, wenn man auf die Auswirkungen von erschöpften Eltern und insbesondere Müttern auf die familiäre Dynamik blickt. Emotional erschöpfte Eltern können weniger sensibel auf die Bedürfnisse ihrer Kinder eingehen, was zu Unsicherheiten im Bindungsverhalten sowie kurz- und langfristigen psychischen Beeinträchtigungen führen kann. Zusätzlich steigt das Risiko für Partnerschaftskonflikte sowie Vernachlässigung und emotionale Distanzierung. Nicht selten werden dann die Kinder – statt der Eltern – aus überlasteten Familiensystemen zu kinder- und jugendpsychiatrischen Therapien geschickt. Oftmals sind die Kinder und Jugendlichen jedoch lediglich die Symptomträger.

Da nun auch im neuen Klassifikationssystem (ICD-11) überhaupt kein Begriff speziell für chronische Überlastung bei Müttern existiert und »Burnout« ja auf den Arbeitskontext fokussiert sein sollte, besteht die Gefahr einer systematischen Unterschätzung und Unterdiagnostizierung maternaler (und kindlicher) Gesundheitsrisiken. »Burnout« scheint dabei im geschilderten Kontext auch bei genauerer Analyse noch der passendste Begriff zu sein.

Die Deutsche Gesellschaft für Psychiatrie, Psychotherapie und Nervenheilkunde (DGPPN) hat zum Thema Burnout bereits im Jahr 2012 ein Modell publiziert, das sich auch auf Mütter sehr gut anwenden lässt: Danach erzeugen »individuelle Faktoren« und »Arbeitsplatzfaktoren« zunächst einen *»Überforderungszustand«* (Erschöpfung, vegetative Stresssymptome), der bei Persistenz und fehlender Erholung zum *»Risikozustand Burnout«* (Erschöpfung, Zynismus und Leistungsminderung) wird. Weitere Chronifizierung führt zu psychiatrischen, psychosomatischen und somatischen Folgeerkrankungen. Differenzialdiagnostisch sollte auch an andere Ursachen von »Erschöpfung«, wie z. B. Schilddrüsenprobleme oder onkologische Erkrankungen, gedacht werden (DGPPN, 2012).

Der Begriff »Burnout« bietet für Behandler und Betroffene eine gute Möglichkeit, das Ausmaß individueller Belastung erkennbar zu machen und kann die Einleitung von therapeutischen oder unterstützenden Maßnahmen erleichtern. In Deutschland ist – anders als z. B. in den Niederlanden – ein Burnout per se kein Grund, eine ambulante Psychotherapie oder andere Formen der medizinischen Behandlung als Krankenkassenleistung in Anspruch zu nehmen.

In der klinischen Wirklichkeit sind aber zu dem Zeitpunkt, an dem sich Betroffene mit »Burnout« melden, in der Regel immer schon Folge- oder Begleitzustände eingetreten – so auch bei Müttern. Auch die langen Wartezeiten auf Therapieplätze sind ein Grund für progrediente Zustände. Folgezustände können z. B. depressive Symptome oder Angststörungen sein, Suchtmittelgebrauch oder auch somatische Folgeerkrankungen, wie z. B. Hypertonus oder Schmerzzustände.

Die Fragestellung, ob Burnout nun eine »richtige Diagnose« oder »nur ein Risikozustand« ist, hat also für die Behandlungsrealität meist wenig Relevanz. Wenn aber chronische Erschöpfung gar keinen Namen trägt – wie es spezifisch bei Müttern der Fall ist –, ist dies sehr nachteilig für die Betroffenen. Denn Mütter neigen in der Regel ohnehin schon dazu, ihre Probleme zu relativieren und immer nur zu sehen, wer vielleicht »noch mehr schafft« als sie selbst.

KLINISCHER HINWEIS

Klinische relevant ist weniger die Fragestellung, ob Burnout »nur ein Risikozustand« oder »schon eine Erkrankung« ist, sondern vielmehr die Tatsache, Burnout-Zustände bei Müttern per se als gesundheitsschädigend einzuordnen und entsprechend rechtzeitig zu behandeln.

Möchte man sich nun mit der Frage, ob der *»Arbeitskontext«* für Mütter passt oder nicht, auseinandersetzen, ist es hilfreich, sich die Beschäftigungssituation von Müttern genauer anzuschauen. So sind in Deutschland heute die meisten Mütter erwerbstätig, wenn auch in Teilzeitmodellen. Diese Erwerbstätigkeit wird meist durch einen »zweiten Vollzeitjob« im familiären Umfeld ergänzt. Die Grenzen verschwimmen dabei häufig, da ja auch die Ermöglichung der Berufstätigkeit per se das Gesamtsystem beeinflusst und Jobbelastung bei Müttern weniger der Job als solcher, sondern eher die Herausforderung der Realisierbarkeit im Familiensystem (z. B. bei Problemen in der Kinderbetreuung oder bei Krankheiten der Kinder) darstellt. Die *Kombination aus bezahlter Arbeit und Care-Arbeit* im häuslichen Bereich erzeugt dann häufig eine Gesamtbelastung, die einer »reinen hohen Arbeitsbelastung« in keiner Hinsicht nachsteht. Im Gegenteil: Einige Mütter geben sogar an, ihre bezahlte Arbeit als »Erholungszeit« für sich zu erleben.

Klinisch entscheidend ist dabei also nicht die Tatsache, ob die Tätigkeit formal in einem Arbeitsvertrag geregelt ist, und auch nicht, wie viele Wochenarbeitsstunden genau gearbeitet werden, sondern die Gesamtbelastung und -intensität und die Frage, ob es innerhalb von 24 Stunden echte Erholungszeiten gibt.

Konkret heißt dies: Wenn »Care-Arbeit« auch »Arbeit« hieße und Teilzeitarbeit nicht mit »keiner Arbeit« gleichgesetzt werden würde, wäre die Diskussion an dieser Stelle schon beendet.

Ein weiterer wichtiger Aspekt liegt in der Herkunft des Burnout-Begriffs selbst: Ursprünglich wurde der Begriff ja von Herbert Freudenberger (Freudenberger, 1974) im Bereich der Sozialarbeit geprägt, um die Erschöpfung von Menschen zu beschreiben, die mit hoher Verantwortung in betreuenden Tätigkeiten arbeiten und dabei ihre eigenen Bedürfnisse systematisch zurückstellen (»ausgebrannte Helfer«).

Dieses Muster ist auch bei Müttern sichtbar, die die Versorgung und Sicherheit ihrer Kinder immer und jederzeit gewährleisten müssen, oft unter Zurückstellung eigener Bedürfnisse.

Außerdem wurde – wie auch schon in der Einleitung ausgeführt – bereits von Freudenberger, der auch als »Vater des Burnouts« bezeichnet wird, in seinem Buch *Burnout bei Frauen* (Freudenberger & North, 1985) ausführlich dargelegt, dass keineswegs nur Männer und Frauen in Führungspositionen, sondern auch »Hausfrauen und Mütter« Burnout-Betroffene sein können.

Der letzte wichtige Aspekt bei der Überlegung, ob der Burnout-Begriff im Mütter-Kontext verwendet werden darf oder nicht, ist der, dass sowohl die Forschung der letzten 10 bis 15 Jahre als auch die meisten Kliniker die Erweiterung der Perspektive über den reinen Arbeitskontext hinaus unterstützen: So herrscht inzwischen durchaus Einigkeit darüber, dass der Burnout-Begriff nicht auf bestimmte Berufsgruppen oder Mindestarbeitsstunden pro Woche beschränkt sein sollte. Systematische Übersichtsarbeiten zeigen, dass Burnout-Symptome gerade in Bereichen wie ambulanter Pflege, allgemeiner Care-Arbeit oder bei der Betreuung von Angehörigen verbreitet sind, also überall dort, wo enger Kontakt mit Menschen besteht (Bergner, 2018; De Hert, 2020).

Eine Forschungsgruppe aus Belgien, bestehend aus Isabelle Roskam, Moïra Mikolajczak und ihre Kollegen an der UC Louvain (Roskam et al., 2017, 2018; Mikolajczak et al., 2020), hat in den letzten Jahren viel zum Thema »Parental Burnout« bzw. »Eltern-Burnout« geforscht und dabei das Konzept des »Parental Burnout« als eigenständiges Phänomen zunehmend etabliert. Aktuelle Studien (z. B. Rabe et al., 2021; Roskam et al., 2017) gehen davon aus, dass zwischen 2 % und 12 % der Eltern unter Burnout-Symptomen leiden. Aufgrund von begrifflichen Schwierigkeiten und fehlender diagnostischer Standards sind Prävalenzangaben in diesem Kontext natürlich nur eingeschränkt aussagekräftig. Als besonders Burnout-gefährdet gelten alleinerziehende Elternteile, Familien mit niedrigem Einkommen, Eltern von Kindern mit besonderem Förderbedarf sowie Familien mit hohem Perfektionismus in der Erziehung. Das Konzept geht explizit über berufliche Belastungsräume hinaus und rückt Erschöpfung im Kontext der Elternschaft in den Fokus. Auch im deutschsprachigen Raum gewinnt das Thema »Eltern-Burnout« zunehmend das Interesse von Forschern (u.a. Prandstetter et al., 2019).

MERKE
Besonders Burnout-gefährdet sind alleinerziehende Elternteile, Familien mit niedrigem Einkommen, Eltern von Kindern mit besonderem Förderbedarf sowie Familien mit hohem Perfektionismus in der Erziehung.

Die erste wissenschaftliche Publikation zu »Parental Burnout« stammt aus dem Jahr 2017 (Roskam et al., 2017). Es handelt sich also noch um ein relativ junges Forschungsgebiet, das noch nicht unumstritten anerkannt ist. Dabei gibt es interessanterweise eine *Gender-Bias*: Frauen in Forschung und Klinik betonen häufiger als Männer die Notwendigkeit, Eltern-Burnout anzuerkennen.

Zumindest aus klinischer Sicht ist man sich überwiegend einig, dass Burnout im Grunde überall dort entstehen kann, wo dauerhaft hohe emotionale und physische Belastungen zusammentreffen und keine ausreichenden Ressourcen zum Ausgleich vorhanden sind. Für Mütter ist dieser *Aspekt der individuellen ungleichen Belastungs-Ressourcen-Verteilung* in der Regel sehr treffend und wird auch im vorliegenden Behandlungsansatz berücksichtigt.

MERKE
Auch wenn der Burnout-Begriff im ICD-11 bei strenger Auslegung an den Arbeitskontext gebunden ist, ist der Begriff auf Mütter anwendbar, wenn man Care-Arbeit auch als Arbeit anerkennt bzw. Teilzeitarbeit nicht mit »keiner Arbeit« gleichsetzt. Der Burnout-Begriff bietet im Bereich der Müttergesundheit eine gute Möglichkeit, maternale Belastungen sichtbar zu machen und den Zugang zu adäquater Unterstützung zu erleichtern.

1.3 Burnout bei Müttern: Klinisches Erscheinungsbild und Diagnostik

»Ich – ein Burnout? Ich arbeite aber doch nur 15 Stunden …«
Aussage einer berufstätigen Mutter von zwei kleinen Kindern

Klinisches Erscheinungsbild

FALLBEISPIEL

Frau M., 42 Jahre alt, Verwaltungsangestellte, Mutter von drei Kindern, sucht aufgrund der vom Hausarzt gestellten Diagnose »V. a. depressive Episode« Unterstützung in der Praxis einer psychologischen Psychotherapeutin. Die Patientin schildert im Erstgespräch: »Ich verstehe selbst nicht, was mit mir los ist. Ich arbeite doch nur in Teilzeit. Trotzdem fühle ich mich permanent überfordert und ich bekomme den Alltag nicht organisiert, während andere das mühelos schaffen.« Sie beschreibt sich als ungeduldig mit den Kindern, leicht reizbar, schnell erschöpft und als jemand, der ständig das Gefühl hat, zu versagen. Auch bestehen verschiedene körperliche Probleme, wie Kopf- und Gelenkschmerzen und erhebliche Schlafstörungen, verbunden mit Tagesmüdigkeit und Erschöpfung. Die Schlafstörungen bestehen mit Unterbrechungen seit der Geburt ihres ersten Kindes vor 12 Jahren. Sie führt ihre Probleme auf ihre strenge Kindheit zurück. Von ihrem Mann berichtet sie, er sei sehr freundlich und unterstütze sie. Er mache öfter Einkäufe und manchmal bringe er auch die Kinder morgens in die Betreuung. Bei näherer Exploration wird jedoch deutlich, dass diese Unterstützung begrenzt ist: Der Ehemann ist lediglich an zwei Abenden zu Hause und verbringt die Wochenenden oft mit eigenen Freizeit- und Sportaktivitäten. Ein familiäres Netzwerk, das entlasten könnte, existiert nicht. Zudem besucht die jüngste Tochter den Kindergarten momentan nur an drei Tagen pro Woche für jeweils drei Stunden, sodass die Hauptlast der Alltagsorganisation trotz eigener Berufstätigkeit bei der Mutter verbleibt. Auch Sondersituationen, wie Krankheiten der Kinder, fängt immer die Patientin ab, was mittlerweile auch schon zu Spannungen mit ihrem Chef geführt habe und ihre ohnehin bestehende berufliche Unzufriedenheit noch verschärfe.

Wie viele Mütter in ähnlichen Situationen denkt auch die Patientin selbst zunächst nicht daran, dass ihre Symptome Ausdruck einer chronischen Überlastung und eines Burnout-Syndroms sein könnten. Wie in der Fallschilderung deutlich wird, sieht sie die Schuld für ihre Lage vorrangig bei sich selbst und in ihrer Lebensgeschichte begründet.

Im *psychotherapeutischen Prozess* wäre es aber wenig zielführend, dem ätiologischen Modell der Patientin folgend, nur auf möglicherweise vorliegende biografische Wurzeln der geschilderten Symptomatik zu fokussieren. Man würde hier zwar sicherlich ein paar krankheitsrelevante Aspekte finden. Das Hauptproblem der Patientin, nämlich die chronische Überbelastung bei begrenzten Ressourcen, würde aber übersehen werden. Für die Genesung müsste die Patientin befähigt werden, zunächst einen veränderten Umgang mit den eigenen Belastungen zu finden und im nächsten Schritt konkrete Alltagsveränderungen in ihrem Gesamtsystem vorzunehmen. Um eine richtige diagnostische Einordnung, gefolgt von einer zielführenden Therapie, möglich zu machen, benötigt es spezifisches Fachwissen und eine sorgfältige Anamneseerhebung.

Was sind die typischen klinischen Merkmale von Mütter-Burnout?

Mütter mit Burnout-Symptomatik zeigen in der Regel ein vielschichtiges klinisches Bild, das über die klassischen Kernsymptome des Burnout-Syndroms noch hinausgeht. Im Vordergrund steht in der Regel die bekannte Trias aus emotionaler Erschöpfung, Depersonalisation und verminderter Leistungszufriedenheit. Diese Kernsymptome spiegeln die psychische und emotionale Überforderung wider, die durch anhaltende Belastungssituationen im familiären, beruflichen oder sozialen Kontext entsteht und in der Ausprägung individuell verschieden ist. Es gibt jedoch auch Mütter-spezifische Besonderheiten der Kernsymptome, die im nachfolgenden Diagnostik-Kapitel noch detaillierter ausgeführt werden.

Begleitend treten bei betroffenen Müttern häufig psychovegetative Symptome auf, die Ausdruck der chronischen Stressbelastung sind. Hierzu zählen gastrointestinale Beschwerden (wie Reizdarmsymptomatik, Völlegefühl oder Übelkeit), Hautprobleme (z. B. Ekzeme oder verstärkte Aknebildung), eine erhöhte Infektanfälligkeit sowie orthopädische Beschwerden (insbesondere Verspannungen und chronische Schmerzen im Schulter-Nacken-Bereich). Darüber hinaus können Schlafstörungen, Kopfschmerzen oder Migräne, Herz-Kreislauf-Beschwerden (z. B. Palpitationen, Blutdruckschwankungen) sowie Zyklusstörungen und Libidoverlust auftreten. Auch eine erhöhte Reizbarkeit, innere Unruhe, Konzentrationsschwierigkeiten und eine allgemeine körperliche Schwäche gehören häufig zum Beschwerdebild.

Die genaue Ausprägung dieser Symptome variiert individuell, weist jedoch oftmals ein enges Zusammenspiel zwischen psychischen und somatischen Belastungsreaktionen auf.

Wie auch der aktuell geschilderte Fall zeigt, ist eine Besonderheit bei Müttern die, dass Bagatellisierungen und Relativierungen sehr häufig sind. Zu groß ist die Sorge, als »keine gute Mutter« eingeschätzt zu werden, die ihre Aufgaben »nicht auf die Reihe bekommt«. Selbst im professionellen Kontext spielt dies eine große Rolle. Manchmal besteht gerade bei gravierender Überlastung mit entsprechenden negativen Folgen für die Kinder auch die nicht ganz unberechtigte Sorge, Probleme mit dem Jugendamt bekommen zu können. Vorsichtige und unvollständige Schilderungen der tatsächlichen häuslichen Situation sind hier besonders häufig. Differenzierende und validierende Nachfragen sind daher wichtig, um ein möglichst realistisches Bild der tatsächlichen Situation zu bekommen.

Das »Bagatellisierungsphänomen« bei Müttern kann man auch als wichtigen ätiologischen Faktor in der Krankheitsentstehung und -aufrechterhaltung bezeichnen. Denn wenn die Betroffenen ihre Belastungen selbst nicht ernst nehmen, ist ein rechtzeitiges Gegensteuern kaum möglich. Dies wird im Abschnitt »Der Burnout-Zyklus nach Freudenberger – adaptiert für Mütter« detailliert ausgeführt.

Eine weitere Mütter-spezifische Besonderheit im klinischen Erscheinungsbild von Burnout bei Müttern ist die hohe »Mental Load«. Der Begriff *Mental Load* beschreibt dabei die *unsichtbare Belastung*, die durch das ständige Mitdenken, Planen, Organisieren und Erledigen im Alltag entsteht. Es geht nicht nur um die einzelnen Aufgaben (z. B. einkaufen, Arzttermine vereinbaren, Verabredungen planen), sondern vor allem um die dazugehörigen gedanklichen Prozesse im Sinne von Hintergrundaufgaben, die im Kopf ständig präsent sind. Dadurch, dass diese Anstrengung von außen unsichtbar bleibt, vergessen auch viele Betroffene selbst, davon zu berichten. Selbst- und Fremdwahrnehmung unterscheiden sich somit häufig. Auch der Leidensdruck ist häufig groß.

FAZIT

Der Burnout-Begriff bietet eine gute Möglichkeit, um das spezifische Belastungserleben von Müttern mit chronischer Erschöpfung und oft langjähriger Stressbelastung sichtbar zu machen und die richtige Therapie einzuleiten. Klinische Besonderheiten von Mütter-Burnout sind neben der bekannten Trias (emotionaler Erschöpfung, Depersonalisation und verminderter Leistungszufriedenheit) auch psychovegetative Stresssymptome. Auch Bagatellisierung und »Nicht-wahrhaben-Wollen« sind typische Phänomene in diesem Kontext und müssen beachtet werden.

Diagnostik: Wie erfasse ich Mütter-Burnout diagnostisch?

Maslach und Kollegen (Maslach & Jackson, 1981; Maslach et al., 2001) entwickelten das ursprüngliche Burnout-Konzept von Herbert Freudenberger weiter und beschrieben drei Kernsymptome von Burnout. Diese drei Dimensionen, »emotionale Erschöpfung«, »Depersonalisation/Zynismus« und »Leistungsminderung/reduzierte Leistungszufriedenheit«, haben sich international als konzeptionelle Grundlage etabliert und eignen sich auch im klinischen Alltag für eine diagnostische Einschätzung (Freudenberger, 1974; Maslach & Jackson, 1986).

In der Forschung, aber auch in vielen Kliniken und Praxen wird zudem der sogenannte *MBI-Fragebogen (Maslach Burnout Inventory)* verwendet. Einen Goldstandard der Diagnostik für Burnout gibt es nicht. Der Grund liegt v. a. darin, dass Burnout eben keine klinische Diagnose nach den gängigen Klassifikationssystemen darstellt.

MERKE

Die drei Kernsymptome von Burnout nach Maslach und Jackson (allgemein):

1. **Erschöpfung:** Gefühle innerer Leere, Überforderung und anhaltende Belastung
2. **Depersonalisation (oder Zynismus):** Distanziertheit, Zynismus, emotionale Entfremdung gegenüber anderen und der eigenen Tätigkeit
3. **Reduzierte Leistungszufriedenheit:** Gefühl von Ineffektivität, verminderter Kompetenz und fehlender Wirksamkeit

Betrachtet man diese drei Kernsymptome von Burnout, sieht man sofort, wie gut die Kategorien auch für Mütter mit chronischen Erschöpfungszuständen passen.

In der Feindifferenzierung gibt es bei Mütter-Burnout jedoch auch Besonderheiten:

Die Erschöpfung äußert sich bei Müttern in Form von anhaltender Müdigkeit, Erschöpfung und Kraftlosigkeit, verbunden mit zunehmender emotionaler Abstumpfung und reduziertem Selbstbezug. Typischerweise erleben Mütter die Erschöpfung aber nicht vorranging mental, sondern oft sehr körperlich im Sinne von Kraft- und Energielosigkeit sowie Müdigkeit. Eine hormonelle Komponente und chronischer Schlafmangel sind hier mitverursachend.

Die Depersonalisation zeigt sich bei Müttern in der Regel in der Distanzierung und Entfremdung von der eigenen Person sowie in einer zunehmenden Distanzierung in der Mutterrolle und gegenüber nahestehenden Personen – insbesondere den Kindern. Häufig werden Störungen in der Mutter-Kind-Interaktion berichtet, die früher nicht vorhanden waren. Viele betroffene Mütter berichten vom Gefühl, »nicht mehr zu haben, was die Kinder oder das nähere Umfeld von ihnen brauchen«. Die Folge ist häufig emotionaler Rückzug und Belastungen bis hin zu Störungen bei den Angehörigen und insbesondere Kindern.

Die reduzierte persönliche Leistungszufriedenheit ist bei Müttern besonders häufig durch das Empfinden geprägt, den Anforderungen in verschiedenen Lebensbereichen nicht mehr gerecht zu werden. Ständige Zweifel und Schuldgefühle sind dabei klinisch sehr häufig und finden sich dabei sowohl im Hinblick auf die Kinder als auch in den Bereichen Partnerschaft, Beruf und im Freundeskreis.

Diese klinischen Besonderheiten bei Müttern verdeutlichen, dass das Burnout-Modell nach Freudenberger und Maslach eine wertvolle Grundlage für die diagnostische Einordnung bietet, zugleich aber im Kontext von Müttern eine Spezifizierung notwendig ist, um die klinische Realität vollständig zu erfassen.

MERKE Kernsymptome von Mütter-Burnout

1. **Erschöpfung:** Anhaltende körperliche und mentale Müdigkeit, Erschöpfung und Kraftlosigkeit – verbunden mit zunehmender emotionaler Abstumpfung und reduziertem Selbstbezug
2. **Depersonalisation:** Entfremdung von der eigenen Person sowie Distanzierung in der Mutterrolle und zu nahestehenden Personen – insbesondere zu den Kindern – verbunden mit emotionalem Rückzug

3. **Verminderte Leistungszufriedenheit:** Gefühl, den Anforderungen nicht mehr gerecht zu werden, verbunden mit ständigen Zweifeln und Schuldgefühlen in verschiedenen Lebensbereichen.

Für Mütter-Burnout gibt es noch keinen Fragebogen. Die belgische Forschungsgruppe, die sich vertieft mit dem Konzept des »Eltern-Burnouts« beschäftigt (Roskam et al., 2017, 2018; Mikolajczak et al., 2020), hat aber zur Erfassung von *»Eltern-Burnout«* einen Fragebogen entwickelt. Bei diesem *Parental Burnout Assessment (PBA)* handelt es sich um einen validierten Fragebogen, der in der deutschsprachigen Version unter dem Namen *»Erschöpfung als Elternteil: Fragebogen«* vorliegt (Prandstetter et al., 2019). Die Validierung des deutschen Fragebogens befindet sich noch im Prozess.

Der PBA umfasst 23 Items, die auf einer 7-Punkte-Likert-Skala (0 = nie bis 6 = jeden Tag) beurteilt werden und vier zentrale Dimensionen abbilden:
1. Erschöpfung in der Rolle als Elternteil
2. Kontrast zum früheren Eltern-Ich
3. Gefühl, »genug zu haben« (*being fed up*)
4. Emotionale Distanzierung gegenüber dem Kind

Hinsichtlich der Situation bei Müttern kann man aber mit Hinblick auf die aufgeführten Fragen ein entscheidendes Problem ableiten: Der Fokus liegt hier fast ausschließlich auf der elterlichen Rolle und der Erschöpfung im Bereich einer zunehmend gestörten Eltern-Kind-Interaktion. Außerdem werden Genderaspekte nicht erfasst.

So werden die für Mütter besonders relevante Themen, wie die Vereinbarkeit von Mutterschaft und Beruf, Rollenerwartungen, Einfluss individueller Faktoren (wie Perfektionismus) und Einfluss körperlicher inklusive endokrinologischer Faktoren, nicht oder nur am Rande berücksichtigt. Auch weitere Mütter-spezifische Besonderheiten, wie die Tatsache, dass auch schier die Aufgabenmenge als solche – inklusive aller gedanklichen Überlegungen *(Mental Load)* – zum Burnout beiträgt, werden hier nicht berücksichtigt.

Für die *diagnostische Einschätzung von Burnout bei Müttern* ist es daher aus klinischer Sicht sinnvoller, zunächst auf die *drei klassischen Kernsymptome* von Burnout zu fokussieren und diese – mit der oben aufgeführten Spezifizierung – zu explorieren. Außerdem sollte Wert auf die *Erfassung körperlicher Beschwerden* gelegt werden. Auch die zugehörigen *psychosozialen Belastungsfaktoren* sollten ausführlich mit exploriert werden. Zudem sollten weitere spezifische Faktoren, wie z. B. die Belastung durch Mental Load, erfasst werden.

Der PBA-Fragebogen kann aber ergänzend eingesetzt werden, um spezifisch die Belastungen durch die Elternschaft per se mitzuerfassen. Bei Müttern ist dies aber in der Regel eben nur ein Teilbereich ihrer Belastung.

FAZIT

Die diagnostische Einordnung von Burnout bei Müttern erfolgt hauptsächlich durch die Erfassung der typischen Symptomtrias und eine gründliche bio-psycho-soziale Anamneseerhebung sowie den differenzialdiagnostischen Ausschluss anderer Ursachen für Erschöpfung. Besonders zu beachten sind auch körperliche Beschwerden, die aktuelle Lebenssituation, die Ressourcen und spezifische Faktoren, wie z. B. Belastung durch hohe Mental Load.
Als ergänzende Fragebogendiagnostik kann der sog. *PBA-Fragebogen* eingesetzt werden.

Fragebogen »Erschöpfung als Elternteil« mit 23 Items

1. Ich fühle mich so erschöpft durch meine Rolle als Elternteil, dass mein Schlaf nicht ausreichend zu sein scheint.
2. Ich fühle mich, als ob ich meine Orientierung als Elternteil verloren hätte.
3. Durch meine Rolle als Elternteil fühle ich mich völlig ausgebrannt.
4. Ich habe absolut keine Energie, um mich um mein Kind/meine Kinder zu kümmern.
5. Ich glaube nicht, dass ich der gute Vater/die gute Mutter bin, der/die ich einst für mein Kind/meine Kinder war.
6. Ich halte meine Rolle als Vater/Mutter nicht länger aus.
7. Ich habe das Gefühl, als Elternteil nicht länger noch mehr ertragen zu können.
8. Ich habe den Eindruck, auf Autopilot zu sein, wenn ich mich um mein Kind/meine Kinder kümmere.
9. Ich habe das Gefühl, als Elternteil völlig erschöpft zu sein.
10. Wenn ich morgens aufstehe und mir ein weiterer Tag mit meinem Kind/meinen Kindern bevorsteht, fühle ich mich bereits erschöpft, bevor ich überhaupt angefangen habe.
11. Ich genieße es nicht, mit meinem Kind/meinen Kindern zusammen zu sein.
12. Ich habe das Gefühl, als Elternteil nicht zurechtzukommen.
13. Ich sage mir selbst, dass ich nicht mehr der Vater/die Mutter bin, der/die ich einmal war.
14. Ich tue, was von mir erwartet wird für mein Kind/meine Kinder, aber nicht mehr.
15. Meine Rolle als Elternteil braucht meine gesamten Ressourcen auf.
16. Ich halte es nicht mehr aus, ein Elternteil zu sein.
17. Ich schäme mich für den Elternteil, zu dem ich geworden bin.
18. Ich bin nicht länger stolz auf mich als Elternteil.
19. Ich habe den Eindruck, nicht mehr ich selbst zu sein, wenn ich mit meinem Kind/meinen Kindern interagiere.
20. Ich bin nicht mehr dazu in der Lage, meinem Kind/meinen Kindern zu zeigen, wie sehr ich es/sie liebe.
21. Allein der Gedanke an das, was ich für mein Kind/meine Kinder tun muss, erschöpft mich.
22. Außer der normalen Routine (z. B. ins Auto heben, Bettzeit, Mahlzeiten) bin ich nicht mehr dazu in der Lage, mich für mein Kind/meine Kinder zu bemühen.
23. Ich bin im Überlebensmodus in meiner Rolle als Elternteil.

Antwortskala (0–6): 0 = nie; 1 = ein paar Mal pro Jahr oder seltener; 2 = einmal im Monat oder seltener; 3 = ein paar Mal pro Monat; 4 = einmal pro Woche; 5 = ein paar Mal pro Woche; 6 = jeden Tag

2 Ätiologie und Verlauf

2.1 Das bio-psycho-soziale Modell von Mütter-Burnout

Das bio-psycho-soziale Modell wurde vom amerikanischen Internisten und Psychiater George L. Engel bereits in den 1970er-Jahren entwickelt und stellt bis heute das gängige Modell moderner Krankheitslehre dar. Es ist eine Alternative zum rein biomedizinischen Krankheitsmodell, das Krankheit nur als Folge körperlicher bzw. biologischer Prozesse betrachtet. Engel argumentierte, dass Krankheit und Gesundheit immer als ein Zusammenspiel biologischer, psychologischer und sozialer Faktoren verstanden werden müssen.

Diese Krankheits- bzw. Gesundheitsauffassung wird auch in der WHO-Definition von »Gesundheit« abgebildet. Danach ist »Gesundheit« ein »Zustand völligen psychischen, physischen und sozialen Wohlbefindens und nicht nur das Freisein von Krankheit und Gebrechen« (WHO, 1948). Hier wird ebenfalls die bio-psycho-soziale Darstellung deutlich.

Burnout ist immer ein komplexes Phänomen, das nicht nur körperliche Erschöpfung, sondern auch emotionale Belastung und soziale Überforderung umfasst. Die klinische Erscheinung ist immer ein Mischbild aus somatischen, psychosomatischen und psychischen Symptomen.

Auch bei der Ätiologie spielen alle drei Bereiche eine entscheidende Rolle: biologische, psychische und soziale Faktoren. Bei der Burnout-Entstehung bei Müttern wird nun ersichtlich, wie gut dieses Modell in diesen Kontext passt und wie sehr es hier relevante, genderspezifische und an die Mutterschaft geknüpfte Einflussfaktoren gibt.

Biologische, psychologische und soziale Faktoren bei der Burnout-Entstehung bei Müttern

Im Folgenden werden wichtige *biologische, psychische und soziale Einflussfaktoren* der Entstehung von Burnout bei Müttern aufgeführt:

1. Biologische Faktoren

- **Schlafmangel:** Erhöhung der Vulnerabilität für »Alltagsstress«, vor allem durch den veränderten Schlafrhythmus mit Säuglingen und Kleinkindern sowie durch nächtliches Stillen oder Beruhigen der Kinder
- **Hormonelle Veränderungen:** Erhöhung der Vulnerabilität für Stresserleben und psychische Probleme, besonders in Phasen der Hormonumstellung während der Schwangerschaft, nach der Geburt, beim Stillen und in den Wechseljahren
- **Zyklische hormonelle Schwankungen:** Hauptursache für Prämenstruelles Syndrom und PMDS (Prämenstruelle dysphorische Störung)
- **Ernährung und Bewegung:** Negative Auswirkungen von unregelmäßiger oder mangelhafter Ernährung sowie Bewegungsmangel auf die körperliche und psychische Gesundheit
- **Verspannungen und Schmerzen:** Verstärkung durch das häufige Tragen von Säuglingen und Kleinkindern (u.a. im Tragetuch) im Rahmen des bindungsorientierten Umgangs; Erhöhung der Vulnerabilität für Stress durch körperliche Schmerzen
- **Vorerkrankungen:** Zusätzliches Senken der Belastbarkeit durch psychische oder körperliche Vorerkrankungen

2. Psychologische Faktoren

- **Ungleichgewicht von Ressourcen und Belastungen**
- **Vernachlässigte Erholung und fehlende Abgrenzung**
- **Ungünstige Denkmuster:** z.B. negatives Denken, depressiver Denkstil bis hin zu Suizidgedanken, katastrophisierendes Denken
- **Geteilter Aufmerksamkeitsfokus** und Belastungen durch viele Emotionen (bei Mutter und Kind)
- **Gehäuftes Auftreten von Gefühlen** von Einsamkeit, Schuld, Scham und Hilflosigkeit
- **Dysfunktionale Grundannahmen:** z.B. über sich selbst oder die Rolle als Mutter
- **Stressverstärker:** Perfektionismus, übermäßige Verantwortungsübernahme, hohe Erwartungen, ungünstige Priorisierung
- **Aktivierung biografischer Themen:** Aktivierung eigener biografischer Erfahrungen durch die neue Rolle
- **Dysfunktionale Verhaltensweisen bei emotionalem Druck:** z.B. Alkohol, Beruhigungsmittel

3. Soziale Faktoren

- **Rollenverteilung und Emanzipation:** Fortbestehen klassischer Rollenbilder mit hohen Anforderungen an sowie wenig Erholung für Mütter
- **Finanzielle Abhängigkeit und Belastungen im Jobkontext:** i.d.R. geringeres eigenes Einkommen, weniger Beförderungsaussichten, Herausforderung bei Teilzeitmodellen, besondere Belastung für Alleinerziehende, Gender Pay Gap, Pension Pay Gap
- **Betreuungsmangel:** Fehlende Kita-Plätze, fehlendes qualifiziertes Fachpersonal und unzureichende Ganztagsangebote nach dem Kindergarten, fehlende gesellschaftliche Akzeptanz von frühkindlicher Betreuung

- **Veränderte Erziehungsansätze:** u. a. durch einen sogenannten bindungsorientierten Erziehungsstil: mehr Fokus auf kindliche Bedürfnisbefriedigung – oft zu Lasten der Mütter
- **Sozialer Druck und Vergleiche:** Starke Vergleiche unter Müttern, Einfluss sozialer Medien
- **Isolation:** Besonders nach Wegfall der Berufstätigkeit im Rahmen der Elternzeit, teils unzureichendes soziales Netz, keine Einbindung in Strukturen einer Großfamilie
- **Coronapandemiefolgen:** Noch immer spürbare Nachwirkungen der Pandemie auf die psychische Gesundheit von Müttern und deren Kinder

FAZIT

Die Burnout-Symptomatik bei Müttern ist ein vielschichtiges, multidimensionales Geschehen, das sich nur durch eine ganzheitliche Betrachtung der biologischen, psychologischen und sozialen Einflussgrößen differenziert verstehen lässt. Dieses Verständnis ist essenziell, um präventive und therapeutische Maßnahmen wirksam und nachhaltig zu gestalten. Der vorliegende Therapieansatz baut auf diesem Krankheitsmodell auf.

Spezifische, besonders relevante Faktoren bei Müttern

Von den bereits genannten Faktoren sind bei Müttern folgende spezifische Faktoren besonders relevant und sollten sowohl bei der Ätiologie als auch für einen wirksamen Therapieansatz berücksichtigt werden:

1. Hormonelle Faktoren

Hormonelle Veränderungen in Schwangerschaft, Geburt und Postpartalzeit

Während der Schwangerschaft steigen die Spiegel zentraler Hormone wie Östrogen, Progesteron, Prolaktin, Oxytocin und Cortisol erheblich an. Diese hormonellen Anpassungen sind notwendig für den Erhalt der Schwangerschaft, die Geburtsvorbereitung und die emotionale Bindung zwischen Mutter und Kind. Östrogen und Progesteron wirken stimmungsstabilisierend, fördern jedoch bei abruptem Abfall nach der Geburt eine erhöhte emotionale Vulnerabilität. Cortisol, das in der Schwangerschaft physiologisch erhöht ist, beeinflusst zusätzlich die Stressresilienz (Rohde et al., 2017).

Nach der Geburt fällt der Hormonspiegel abrupt ab, insbesondere Östrogen und Progesteron (»hormoneller Crash«). Diese Umstellung stellt einen zentralen Risikofaktor für die Entwicklung psychischer Störungen dar. Von besonderer klinischer Bedeutung ist die *Postpartale Depression (PPD)*, die bei ca. 15 bis 20 % aller Mütter zu verzeichnen ist, wobei vermutlich auch eine hohe Dunkelziffer besteht (Meisenzahl et al., 2021; Rohde et al., 2017). Diese entsteht durch das komplexe Zusammenspiel von hormonellen Dysregulationen, Schlafmangel sowie psychosozialem Stress. Sie äußert sich in depressiver Verstimmung, Antriebslosigkeit, Gefühlen von Schuld und Überforderung sowie Schwierigkeiten in der Mutter-Kind-Interaktion. Zusätzlich können postpartale Angststörungen und Zwangsgedanken auftreten. Obwohl Stillen durch Prolaktin und Oxytocin beruhigend wirkt, kann es in Kombination mit Schlafmangel und Isolation emotionale Labilität begünstigen.

> MERKE **Hormonelle Besonderheiten in Schwangerschaft und Postpartalzeit**
> **Zentrale Hormone:** Östrogen, Progesteron, Cortisol, Prolaktin, Oxytocin
> **Risiken:** Postpartale Depression (15–20 %), Angststörungen, Zwangsgedanken, emotionale Instabilität

Zyklusabhängige hormonelle Schwankungen und psychische Gesundheit

Der Menstruationszyklus ist ein weiterer Faktor, der die psychische Stabilität beeinflusst. Der Wechsel zwischen Follikelphase, Ovulation und Lutealphase geht mit kontinuierlichen Veränderungen von Östrogen und Progesteron einher. Diese Schwankungen können das emotionale Gleichgewicht empfindlich stören.

Das *Prämenstruelle Syndrom (PMS)* zeigt sich in Reizbarkeit, depressiver Verstimmung, Ängsten und Schlafstörungen. Ursachen liegen in der Empfindlichkeit des Gehirns gegenüber hormonellen Schwankungen, insbesondere gegenüber Progesteron und dessen Metaboliten wie Allopregnanolon. Eine schwerere Ausprägung stellt die *Prämenstruelle dysphorische Störung (PMDS)* dar, die durch ausgeprägte depressive Symptome, emotionale Labilität und Angstsymptome charakterisiert ist. Neurobiologisch werden Veränderungen in der Serotoninregulation diskutiert. Frauen mit PMDS haben ein deutlich erhöhtes Risiko für Depressionen, Angststörungen und auch Burnout, insbesondere wenn zusätzliche psychosoziale Belastungen hinzukommen (Rohde et al., 2017).

> MERKE **Hormonelle Besonderheiten während des Monatszyklus**
> **Zentrale Hormone:** Östrogen, Progesteron, Allopregnanolon
> **Risiken:** PMS, PMDS, erhöhte Anfälligkeit für Angst und Depression

Hormonelle Umstellungen in der Peri- und Postmenopause

Die Perimenopause ist eine Phase hormoneller Instabilität vor dem endgültigen Ausbleiben der Menstruation. Beginnend in etwa ab dem 40. Lebensjahr kann sie über mehrere Jahre andauern. In dieser Zeit kommt es zu unregelmäßigen Schwankungen des Östrogenspiegels, die mit einer Vielzahl körperlicher und psychischer Symptome verbunden sind.

Zu den psychischen Symptomen zählen depressive Verstimmungen, Angstzustände und Panikattacken, Reizbarkeit, emotionale Labilität, Konzentrationsstörungen (»Brain Fog«) sowie Schlafstörungen, die häufig durch Hitzewallungen verstärkt werden. Östrogen besitzt eine neuroprotektive Funktion, da es die Serotonin-, Dopamin- und Noradrenalin-Systeme beeinflusst sowie die Stressreaktion über die HPA-Achse moduliert. Ein Östrogenmangel reduziert die Stressresilienz und erhöht das Risiko für depressive Entwicklungen. Nach der Menopause stabilisieren sich die Hormonspiegel auf niedrigem Niveau, dennoch bleibt ein langfristiges erhöhtes Risiko für depressive Störungen und kognitive Beeinträchtigungen bestehen (Rohde et al., 2017).

MERKE **Hormonelle Besonderheiten der Peri-/Postmenopause**
Zentrale Hormone: Östrogen
Risiken: Depression, Angst, »Brain Fog«, Schlafstörungen

Hormonelle Dysregulation und das Stresssystem (HPA-Achse)
Chronischer Stress, insbesondere bei Müttern mit hoher Belastung, führt zu einer Dysregulation der Hypothalamus-Hypophysen-Nebennierenrinden-Achse (HPA-Achse). In der frühen Phase chronischen Stresses zeigt sich ein *Hyperkortisolismus* mit erhöhtem Cortisolspiegel, verbunden mit Schlafstörungen, Angst, Reizbarkeit und Konzentrationsproblemen. Nach längerer Belastung kann ein *Hypokortisolismus* entstehen, der mit Erschöpfung, Antriebslosigkeit und verminderter Stressresistenz einhergeht.

Frauen sind aufgrund ihrer hormonellen Schwankungen besonders anfällig für diese Dysregulation. Östrogen moduliert die Cortisolantwort auf Stress, wodurch hormonelle Veränderungen in Schwangerschaft, Zyklus und Menopause die Stressresilienz zusätzlich beeinträchtigen können (Rohde et al., 2017).

MERKE
Hormonelle Dysregulation mit Störungen der HPA-Achse durch chronische Belastung senken die Stressresilienz und begünstigen psychische Vulnerabilität.

2. Rollenerwartungen und Mutter-Bild

Das eigene *Mutterbild* ist stark durch gesellschaftlich geprägte Erwartungen bestimmt und bildet einen wesentlichen ätiologischen Faktor für die Entwicklung von Burnout bei Müttern. Ein ubiquitäres Phänomen ist der ständige Vergleich zwischen Müttern, sei es durch direkte Fragen (»Schläft dein Kind schon durch?«) oder implizite Zuschreibungen (»Mein Kind schläft glücklicherweise immer gut«). Solche Äußerungen aktivieren unbewusst Vergleichsprozesse, die insbesondere bei selbstkritischen Frauen zu erhöhtem Druck und gesteigertem Einsatz führen können.

Die gesellschaftlichen Zuschreibungen an Mütter sind vielfältig und reichen von »Rabenmutter«, »Helikoptermutter« bis hin zu »Teilzeitmutter« oder »Latte-Macchiato-Mutter«. Diese Begriffe kategorisieren Mutterschaft häufig in abwertender Weise und verstärken Rollenkonflikte. Vergleichbare Zuschreibungen für Väter existieren kaum. Damit stehen Mütter in einer besonderen Form öffentlicher Beobachtung, in der ihr Verhalten, ihre Vereinbarkeit von Familie und Beruf sowie ihr Auftreten permanent bewertet werden (Meinhold et al., 2023).

Dieses Spannungsfeld führt häufig zu einer psychologischen Zerrissenheit: Auf der einen Seite existiert das Bild der »starken Mutter«, die als »Fels in der Brandung« gilt und alle Anforderungen der Familie zu stemmen hat. Auf der anderen Seite wird die »schwache Mutter« negativ konnotiert, sobald berufliche Ambitionen sichtbar werden oder Grenzen erreicht sind. Besonders wirkmächtig ist das Ideal der »Supermutter« oder »Powerfrau«, die scheinbar mühelos Beruf, Kindererziehung, eigene Interessen und Partnerschaft in perfekter Balance hält. Da dieses Idealbild real kaum erreichbar ist, entsteht ein erhöhtes Risiko für Schuldgefühle und Burnout (Meeussen & Van Laar, 2018).

Die Arbeit von Meeussen und Van Laar (2018) zeigt, dass der gesellschaftliche Druck, eine »perfekte Mutter« sein zu müssen, mit höherem Stress, elterlichem Burnout und geringeren Karrierechancen verbunden ist. In einer Befragung von 169 berufstätigen Müttern in Großbritannien und den USA zeigte sich: Wer stärker an sich selbst als »perfekte Mutter« hohe Maßstäbe anlegt, erlebt mehr Stress und übernimmt mehr Aufgaben allein (*maternal gatekeeping*). Dies erhöht das Risiko für Burnout. Gleichzeitig wirkt sich dieser Druck auch auf die Karriere aus: Er kann zwar Ambitionen steigern, langfristig führt eine schlechte Balance zwischen Familie und Beruf aber zu geringeren beruflichen Zielen. Die Autorinnen schließen daraus, dass überhöhte Mutter-Ideale sowohl das Wohlbefinden als auch die Karriere von Frauen gefährden und gesellschaftliche Veränderungen nötig sind, um diesen Druck zu verringern.

Historisch betrachtet war die Erwerbstätigkeit von Frauen innerhalb der Ehe in Deutschland bis weit ins 20. Jahrhundert rechtlich eingeschränkt. Frauen durften ohne die Zustimmung des Ehemannes weder berufstätig sein noch ein eigenes Konto eröffnen. Erst 1977 entfiel die Pflicht, die Erlaubnis des Mannes für eine Berufstätigkeit einzuholen. Seit der Reform des Familienrechts 2002 sind Haushaltsführung und Erwerbstätigkeit der Ehegatten gleichberechtigt geregelt. Diese rechtliche Historie bildet den Rahmen für die heutige Situation, in der Mütter trotz rechtlicher Gleichstellung weiterhin mit tradierten Rollenerwartungen konfrontiert sind.

Die Forschung zeigt, dass Rollenvorgaben transgenerational weitergegeben werden und somit auch die nächste Generation prägen (Erzinger & Steiger, 2014). Neben gesellschaftlich normierten Mutterbildern spielen kulturell überlieferte Vorstellungen von »guter« Mutterschaft eine wichtige Rolle. Beck-Gernsheim (Beck-Gernsheim, 2010) hebt hervor, dass die Pluralität moderner Lebensmodelle einerseits neue Freiheiten eröffnet, andererseits aber auch den Druck zur Erfüllung widersprüchlicher Erwartungen verstärkt.

Für die psychotherapeutische Behandlung ist relevant, dass internalisierte, schwer erreichbare Ideale in Kombination mit äußeren Zuschreibungen das Risiko für elterlichen Burnout signifikant erhöhen können. Besonders das Gefühl, eine »perfekte Mutter« sein zu müssen, zeigt in Studien einen engen Zusammenhang mit erhöhter Belastung und Erschöpfung (Meeussen & Van Laar, 2018).

MERKE
Die Auseinandersetzung mit eigenen Rollenerwartungen und die Reflexion intergenerational übertragener Muster stellen wichtige Ansatzpunkte in der Behandlung dar – besonders bei psychotherapeutischen Maßnahmen.

3. Einfluss bindungsorientierter Erziehung auf die eigene Gesundheit

Die *Bindungstheorie* stellt ein zentrales Konzept in der Entwicklungspsychologie dar und hat seit den Arbeiten von John Bowlby (Bowlby, 1989) eine weitreichende Bedeutung für die klinische Praxis und die pädagogische Orientierung erlangt. Ihre historischen Wurzeln liegen in der psychoanalytischen Theorie und der Verhaltensforschung, später wurde sie durch empirische Studien zur Eltern-Kind-Interaktion weiterentwickelt. Verschiedene Bindungskonzepte und deren Einfluss auf die kindliche Entwicklung sind inzwischen umfassend untersucht und bilden die Grundlage vieler moderner Interventionsprogramme. Zudem ist ein sogenannter bindungsorientierter Erziehungsstil heutzutage die Regel und nicht die Ausnahme in der Kindererziehung.

Bindungsorientierte Erziehung hat das Ziel, eine feinfühlige und sichere Interaktion zwischen Eltern und Kind zu fördern. Karl-Heinz Brisch hat hierzu in verschiedenen Publikationen (Brisch, 2013, 2014) und durch die Entwicklung von Elternprogrammen wie dem *SAFE®-Programm (Sichere Ausbildung für Eltern)* wesentliche Beiträge geleistet (Walter et al., 2019). Diese Programme zielen darauf ab, die elterliche Sensibilität zu stärken und dadurch eine *sichere Bindung der Kinder zu ihren Eltern* zu begünstigen. Der bindungsorientierte Erziehungsstil ist heute in vielen Familien weit verbreitet und wird auch von Fachpersonen wie Psychotherapeuten und Pädagogen empfohlen.

Die Vorteile einer bindungsorientierten Haltung liegen in einer verbesserten emotionalen Begleitung, einer stabileren Eltern-Kind-Beziehung und positiven Effekten auf die kindliche Entwicklung. Insbesondere in den ersten Lebensjahren eines Kindes ist eine sichere Bindungserfahrung von zentraler Bedeutung für eine stabile emotionale und soziale Entwicklung.

Gleichzeitig birgt eine übersteigerte Ausrichtung auf das Thema Bindung Risiken für die elterliche Gesundheit. In extremen Haltungen, die eine ständige Verfügbarkeit der Mutter (oder auch des Vaters) fordern und keinerlei Unterbrechung der Eltern-Kind-Bindung zulassen wollen, kann es zu erheblichen Überlastungen kommen. Eltern, die unter dem Druck stehen, permanent präsent und emotional verfügbar sein zu müssen, entwickeln häufiger Erschöpfungssymptome und erleben ein erhöhtes Burnout-Risiko. Dies gilt insbesondere für Mütter, die neben der intensiven Bindungsorientierung auch berufliche und gesellschaftliche Anforderungen bewältigen müssen. Väter können ebenfalls betroffen sein, wenn sie in Sorge sind, durch Abwesenheit oder Fehler eine sichere Bindung zu gefährden.

Ein zu exklusiver Bindungsfokus kann zudem auch für Kinder Nachteile mit sich bringen: Sie lernen unter Umständen ein weniger gutes Verständnis für Grenzen – sowohl die eigenen als auch die der anderen – und geraten dadurch leichter in Konflikte mit ihrem sozialen Umfeld. Fachlich sinnvoll erscheint daher eine Haltung, die die Bedeutung sicherer Bindungen anerkennt, diese aber in ein ausgewogenes Konzept elterlicher Fürsorge integriert und Raum für Entlastung, Selbstfürsorge und soziale Unterstützung lässt.

MERKE

Der Aufbau einer stabilen Bindung zwischen Mutter und Kind ist zweifelsohne zentral für die gesunde Entwicklung von Kindern. Eine zu extreme Ausrichtung auf das Thema Bindung birgt aber auch Risiken für die elterliche Gesundheit und ggf. auch für die Kinder selbst.

2.2 Der Burnout-Zyklus (nach Freudenberger) – adaptiert für Mütter

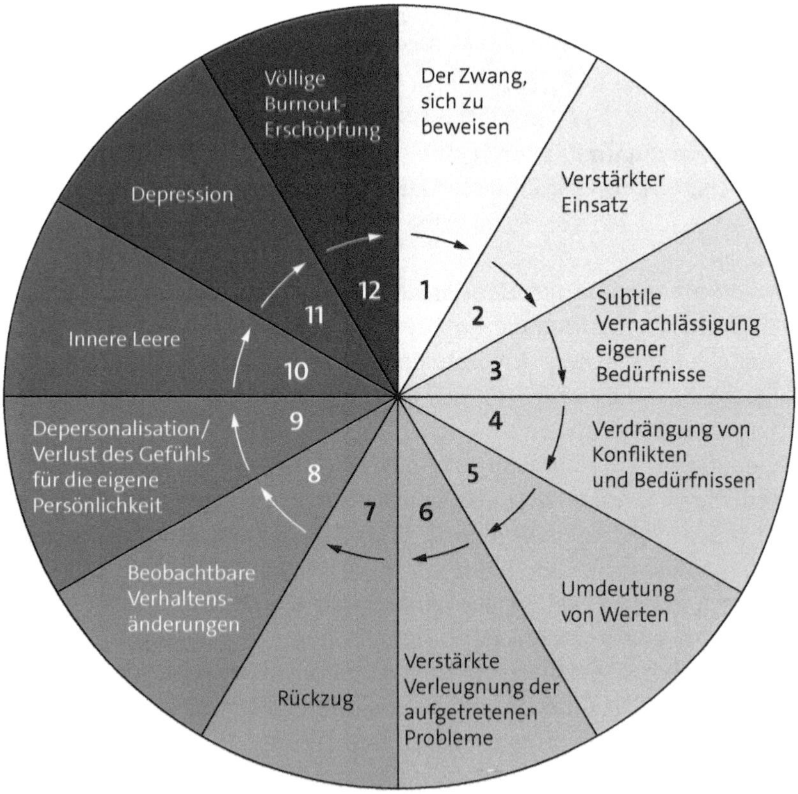

Abb. 2-1: Der Burnout-Zyklus (nach Freudenberger)

Stadium	Bezeichnung	Erläuterung
Stadium 1	Zwang, sich zu beweisen	In diesem Anfangsstadium versucht die Betroffene, sich besonders zu beweisen und überdurchschnittliche Leistungen zu erbringen
Stadium 2	Verstärkter Einsatz	Der Einsatz steigt stetig, Pausen werden ignoriert, die Betroffene geht über die eigenen Grenzen hinaus. Jeder kann es sehen: Diese Mutter »schafft einfach alles«
Stadium 3	Subtile Vernachlässigungen eigener Bedürfnisse	Eigene Bedürfnisse wie Erholung, Ernährung oder soziale Kontakte werden zunehmend vernachlässigt
Stadium 4	Verdrängung von Konflikten und Bedürfnissen	Innere und äußere Konflikte sowie eigene Bedürfnisse werden aktiv verdrängt, um weiterhin leistungsfähig zu bleiben
Stadium 5	Umdeutung von Werten	Die bisherigen Werte verändern sich: Erfolg und Leistung erhalten nun höchste Priorität. Die Beziehung zu Kindern und Freunden beginnt zu leiden. Äußerlich funktioniert aber alles noch reibungslos
Stadium 6	Verstärkte Verleugnung der aufgetretenen Probleme	Probleme werden nicht mehr wahrgenommen oder bewusst ignoriert. Die Realität wird verzerrt wahrgenommen. Das schleichende Gefühl, dass hier etwas nicht stimmt, wird immer lauter
Stadium 7	Rückzug	Es erfolgt ein zunehmender sozialer Rückzug in die eigene Welt, Kontakte werden abgebrochen, Hobbys aufgegeben. Es entsteht Distanz zur Familie, insbesondere in der Partnerschaft. Kinder werden als sehr anstrengend erlebt
Stadium 8	Beobachtbare Verhaltensänderungen	Außenstehende nehmen deutliche Verhaltensänderungen wahr, z. B. Gereiztheit oder Gleichgültigkeit. Konflikte nehmen zu
Stadium 9	Depersonalisation/Verlust des Gefühls für die eigene Persönlichkeit	Die Betroffene fühlt sich entfremdet und auf das »reine Funktionieren« reduziert. Die emotionale Verbindung zur eigenen Identität schwindet. Es entsteht spürbares Leiden
Stadium 10	Innere Leere	Ein Gefühl der inneren Leere macht sich breit. Viele Mütter versuchen, diese mit noch mehr Aktivitäten zu füllen. Dysfunktionale Verhaltensweisen steigen. Die Eltern-Kind-Beziehung und Partnerschaft leiden jetzt deutlich

Stadium	Bezeichnung	Erläuterung
Stadium 11	Depression	Dauerhafte Erschöpfung und Depressivität. Niedergeschlagenheit, Hoffnungslosigkeit und Antriebslosigkeit liegen vor. Die Alltagsfunktionsfähigkeit ist jetzt sehr eingeschränkt
Stadium 12	Völlige Burnout-Erschöpfung	Körper und Geist sind vollständig erschöpft. Der Zustand ist kritisch für die Betroffene und minderjährige Kinder und unbedingt behandlungsbedürftig

Tab. 2-1: Der Burnout-Zyklus (nach Freudenberger) – adaptiert für Mütter

Der in diesem Kapitel dargestellte *Burnout-Zyklus* basiert auf dem Modell von Herbert Freudenberger. Er hat ihn speziell für die Burnout-Entwicklung von Frauen adaptiert und in Zusammenarbeit mit der Journalistin Gail North in seinem 1985 in Deutschland erstmals veröffentlichtem Buch *Burnout bei Frauen. Über das Gefühl des Ausgebranntseins* (Freudenberger & North, 1985) detailliert beschrieben.

Die dort vorgestellten Phasen haben bis heute eine hohe klinische Relevanz, wenngleich die Originaldarstellung durch eine zugespitzte und teils polarisierende Ausdrucksweise gekennzeichnet ist. Gleichwohl bietet das von ihm beschriebene Zyklus-Modell mit der detaillierten Beschreibung der einzelnen Phasen der Burnout-Entwicklung einen wichtigen Beitrag zum Verständnis von Burnout bei Müttern (→ Abb. 2-1; Tab. 2-1).

Für die Behandlung von Müttern mit Burnout ist es essenziell zu beachten, dass eine Burnout-Symptomatik unbehandelt in der Regel ein fortschreitender Prozess ist: beginnend bei leichter Erschöpfung und »Angestrengtheit« über einen relevanten Burnout-Zustand bis hin zu schweren psychiatrischen Krisenzuständen, die die Mutter und besonders minderjährige Kinder akut gefährden.

Der Freudenberger-Burnout-Zyklus betont diese lange und fortschreitende Entwicklungsdauer der Symptomatik und nimmt auch das lange Ignorieren der eigentlich schon früh vorhandenen Warnzeichen – verbunden mit noch mehr persönlichem Bemühen – im Verlauf der Erkrankung mit in das Modell auf.

Wie schon dargestellt wurde, ist es ein Charakteristikum und zugleich etwas Spezifisches für Mütter, dass sie zumeist gerade in ihrer Mutter-Rolle um eine gute »Leistung« bemüht sind. Damit einhergehend werden »Fehler« und mögliches »Scheitern« ungerne berichtet – teils aus Scham oder Schulderleben, teils aufgrund eigener Verleugnungstendenzen. Dieses Phänomen ist besonders wichtig für die Fremddarstellung des Belastungserlebens – z. B. im ärztlichen oder therapeutischen Kontext.

WICHTIG

Gerade das Wissen um diese langen Phasen des »Nicht-wahrhaben-Wollens« und die damit einhergehenden Bagatellisierungstendenzen ist sehr charakteristisch für die Selbstauskunft von Müttern mit Burnout. Dieser wichtige

Faktor sollte von Fachpersonen unbedingt erkannt und beachtet werden – auch hinsichtlich einer frühzeitigen Therapie!

Die vorliegende Darstellung der 12 Burnout-Stadien adaptiert den Burnout-Zyklus für die spezifische Lebenssituation von Müttern.

Dabei liegt der Schwerpunkt auf der Darstellung des subjektiven Erlebens von Müttern mit Burnout. Das Ziel ist es, die individuellen Erfahrungen der Betroffenen in ihrer Vielschichtigkeit sichtbar zu machen und die Dynamiken der Bagatellisierung sowie der Aufrechterhaltung funktionaler Außenorientierung herauszustellen. Dies geschieht in einer erzählerisch geprägten Form unter Einbezug klinischer Fallbeispiele und Originalzitate, wodurch die Perspektive der Betroffenen authentisch nachvollzogen werden kann. Die Darstellungen sind dabei teils verallgemeinernd im Sinne eines Modells gehalten.

Für Fachpersonen ist es daher von besonderer Relevanz, beim Lesen die Subjektivität dieser Darstellungen mitzudenken und die Diskrepanz zwischen berichteter Erfahrung und klinisch-objektiver Realität parallel zu reflektieren. Damit soll die Sensibilität für frühe Warnzeichen gestärkt und die Bedeutung rechtzeitiger diagnostischer Aufmerksamkeit verdeutlicht werden.

Die 12 Stadien des Burnout-Zyklus bei Müttern

Stadium 1: Der Zwang, sich zu beweisen

»Eigentlich müsste ich jetzt ja so glücklich sein mit meinem Baby. Aber ich habe ständig Sorge, es nicht gut genug zu machen als Mama.«

Mütter im Stadium 1 des Burnout-Zyklus erlauben sich kaum Pausen, gönnen sich wenig Fürsorge und verstricken sich nicht selten in einen inneren Zwang, allem gerecht werden zu müssen. Der Gedanke, vielleicht noch immer nicht »gut genug« zu sein, drückt sich dann häufig in besonders starker Fürsorge, häufiger Selbstkritik oder überhöhten Ansprüchen in verschiedenen Lebenslagen aus. Nicht selten übernehmen Mütter dann noch Zusatzaufgaben bei Elternveranstaltungen in Schule und Kindergarten, wie Kuchenbacken, laden nachmittags besonders oft Spielkameraden der Kinder ein und erledigen noch bis spät in die Nacht Hausarbeit, nachdem die Arbeit erledigt ist, die Kinder ins Bett gebracht sind und die Küche nach dem Abendessen wieder aufgeräumt ist. Anfangs werden diese langen Arbeitstage ohne Pausen – nicht selten von 6 Uhr bis 22 Uhr gehend – als »Leistung« verbucht. Nach außen hin wird selten geklagt, da man ja schließlich »alles hinbekomme«.

Der persönliche und gesellschaftliche Druck, erfolgreich zu sein – gerade auch im Vergleich zu anderen Müttern und auch Männern –, führt oft dazu, dass Frauen ihre Talente und Fähigkeiten nicht selbst ausreichend anerkennen, sondern ständig unter

Beweis stellen müssen und immer wieder auch Enttäuschungen erleben, wenn dies von außen nicht wertgeschätzt wird. Der Wunsch nach Anerkennung und Gleichwertigkeit schlägt oft in eine überhöhte Anstrengung um, sich zu beweisen und dabei überdurchschnittliche Leistungen zu erbringen. Erste Folgeerscheinungen sind dabei Erschöpfung, innerer Unruhe und körperliche Spannung.

FALLBEISPIEL

Frau J., Mutter von zwei kleinen Kindern (2 J., 4 J.):
»Die ständige Sorge, keine gute Mutter zu sein, begleitet mich den ganzen Tag. Dies fängt schon am Morgen an, wenn ich wieder mal ungeduldig werde, wenn sich meine beiden Kinder einfach nicht für den Kindergarten anziehen wollen. Es geht weiter im Job, wo ich schon unter Druck stehe, wenn ich anfange, da ich ja pünktlich fertig werden muss, um meine Kinder wieder abzuholen. Auch habe ich häufig Schuldgefühle, ob es den Kindern denn ohne mich in der Kita auch wirklich gut geht und ich nicht vielleicht besser länger Elternzeit hätte nehmen sollen. Es geht den Nachmittag weiter, wenn ich am Spielplatz andere Mütter treffe, die es aus meiner Sicht oft viel besser machen mit ihren Kindern als ich. Und abends hadere ich mit mir selbst, wenn meine Kinder einfach nicht schlafen wollen. Sicher läuft bei mir was falsch in der Erziehung.«

Stadium 2: Verstärkter Einsatz

»Ich muss mich einfach nur mehr anstrengen, dann schaffe ich schon alles.«

Mütter im Stadium 2 des Burnout-Zyklus schreiben sich in ihrer Rolle eine zunehmende Bedeutung zu. Der Druck, alles selbst zu erledigen – und zwar möglichst perfekt –, wird dann teils auch mit Idealismus, Pflichtgefühl oder Engagement verwechselt. Delegation fällt schwer, weil Kontrolle oft als einziges Mittel empfunden wird, sich nicht inkompetent oder unwichtig zu fühlen. Emotionale Bedürfnisse und andere Lebensbereiche geraten ins Hintertreffen.

Beispiele betroffener Frauen zeigen, wie sich dieser Mechanismus im Alltag äußert: Man denke an eine Frau, die unbedingt alles richtig machen will und sich besonders häufig auch nur bei kleinsten Auffälligkeiten des Kindes bei ihrer Hebamme und später bei der Kinderärztin rückversichert; oder an eine Frau, die sich ständig sorgt, ihre Kinder nicht ausreichend zu schützen, und sie daher kaum 5 Minuten aus den Augen lassen kann. Die Identität als »gute Mutter« – und oft auch der Wunsch, zudem im Beruf erfolgreich zu sein – wird zur entscheidenden Aufgabe, und alles andere tritt dann in den Hintergrund.

In diesem Zustand verstärkt sich der Druck, der bereits vorher da war, weiter. Mütter fühlen sich zunehmend allein mit der Verantwortung. Sie glauben, dass sie jedes Problem selbst lösen müssen und dass jede kleine Schwäche ihr Ansehen gefährdet. Der Wunsch, es allen recht zu machen – dem Partner, den Kindern, im Job und in der

Gesellschaft –, führt dazu, dass sie sich noch mehr anstrengen, obwohl sie innerlich immer leerer werden. Im Außenbild sieht alles gut aus. Jeder kann es sehen: »Diese Mutter schafft einfach alles!«

FALLBEISPIEL

Frau N., 35 Jahre, Mutter eines siebenjährigen Sohns:
»Ich legte mir immer eine bestimmte Vorstellung zurecht, wie ich etwas haben wollte (bei den Kindern oder im Haushalt), und verfolge sie dann mit absoluter Konsequenz. Helfen konnte mir dabei keiner, denn dann war es am Ende meistens doch nicht so, wie ich es mir vorgestellt hatte, und dann musste ich es ja doch wieder selbst machen. Da machte ich die Sachen dann alle lieber gleich selbst.«

Stadium 3: Subtile Vernachlässigung eigener Bedürfnisse

»Ich merkte schon, dass ich zu wenig aß und zu wenig schlief, aber mir fehlte einfach immer die Zeit.«

Mütter im Stadium 3 des Burnout-Zyklus richten ihre Aufmerksamkeit zunehmend auf äußere Anforderungen, während eigene Bedürfnisse und Emotionen in den Hintergrund treten oder sogar als störend empfunden werden. Die eigene Person rückt damit zunehmend aus dem Zentrum der Aufmerksamkeit, häufig unbemerkt und schleichend.

Alltägliche Pflichten werden immer mehr als Belastung erlebt, selbst kleine Aufgaben wie Telefonate oder Verabredungen für die Kinder wirken überfordernd. »Keine Zeit« wird zum beherrschenden Gedanken, wodurch Verschieben und Vergessen zur Normalität werden.

Parallel dazu beginnt die emotionale Selbstverleugnung. Bedürfnisse nach Erholung, Genuss oder emotionaler Nähe werden als nicht mehr relevant betrachtet. Frauen in dieser Phase beschreiben oft, dass sie zwar gerne etwas für sich tun würden – wie etwa eine Freundin allein zu treffen oder einen Paarabend mit dem Partner zu verbringen, jedoch »schaffen sie es einfach nicht«. Der Tag erscheint einfach als zu kurz. Es ist schon jeder Moment durch Arbeit oder Verpflichtungen verplant. Neben den Freizeitaktivitäten verlieren auch körperliche Nähe und Sexualität an Bedeutung. Viele Mütter, gerade mit kleinen Kindern, berichten über Libidoverlust und Orgasmusschwierigkeiten. Sexualität findet in dieser Lebensphase entweder gar nicht statt – nicht selten auch über Jahre – oder wird »mechanisch« erledigt.

Auch das Essverhalten verändert sich: Mahlzeiten werden unregelmäßig oder nebenbei eingenommen, häufig handelt es sich um ungesunde Snacks oder »ein schnelles Butterbrot« zwischendurch. Auch Appetitverlust oder das Gegenteil – ständiger Heißhunger – ist nicht selten.

Soziale Kontakte werden nun deutlich reduziert, Freude und Humor gehen verloren, stattdessen überwiegen Ernsthaftigkeit und Reizbarkeit. Typische Begleiterscheinungen sind jetzt auch Schlafstörungen, erhöhter Konsum von Nikotin, Koffein oder Alkohol sowie Körperbeschwerden, wie Kopf- und Rückenschmerzen oder erhöhte Infektanfälligkeit. Diese Veränderungen werden aber von den Betroffenen meist nicht ernst genommen, sondern dem »normalen Alltagsstress« zugeschrieben.

FALLBEISPIEL

Alleinerziehende Mutter mit zwei größeren Kindern, selbstständig mit eigener Firma, erzählt im Rückblick nach erfolgter stationärer Therapie:

»Schon Jahre vor meinem Zusammenbruch war ich abends zwar ›immer völlig fertig‹ und hatte schon lange viel zu wenig Pausen gemacht und zu wenig gegessen. Allerdings erlebte ich im Alltag bei meiner letzten befüllten Waschmaschine und gebügelten Wäsche nach 22 Uhr häufig auch ein Gefühl von Stolz, was ich alles schaffe. Auch war mir das positive Außenbild von mir wichtig: Jeder kannte mich als eine Frau, ›die einfach alles super hinbekommt‹.

Dass ich da aber schon lange chronisch über meine eigenen Leistungsgrenzen hinaus gegangen war, konnte ich in dieser Phase selbst nicht wahrnehmen. Es war diese Zeit, als ich begonnen hatte, abends immer häufiger mal ein Glas Wein zu trinken ...«

Stadium 4: Verdrängung von Konflikten und Bedürfnissen

»Es gab viele Jahre in meinem Leben, in denen ich mich zunehmend nicht mehr selbst spürte, sondern einfach nur funktionierte.«

Bei Müttern im Stadium 4 des Burnout-Zyklus geraten eigene Bedürfnisse immer weiter in den Hintergrund. Besonders Mütter, die zwischen familiären Verpflichtungen, beruflicher Verantwortung und gesellschaftlichem Druck stehen, erleben in diesem Stadium einen inneren Rückzug – bei i. d. R. äußerlich hohem Funktionsniveau. Ihre Aufmerksamkeit richtet sich nahezu ausschließlich auf das Funktionieren im Alltag: für andere da zu sein, familiäre und berufliche Aufgaben zu erfüllen, Erwartungen zu entsprechen. Dabei nehmen sie die in dieser Phase oft schon sehr deutlichen körperlichen und seelischen Warnzeichen kaum noch wahr oder tun sie als »nicht so bedeutend« ab.

Innere Konflikte und soziale Spannungen werden als lästig empfunden, häufig verdrängt und weder sich selbst noch anderen gegenüber eingestanden. Stattdessen treten Verhaltensweisen auf, die der Konfliktvermeidung bzw. -verdrängung dienen: zwanghafte Organisation des Alltags, Überkompensation durch Perfektionismus; oder auch übermäßiger Konsum oder rigide Selbstdisziplin beim Essen oder übertriebene Verausgabung beim Sport. Diese Kompensationsstrategien überdecken das eigentliche Problem – die zunehmende Selbstvernachlässigung – und führen zu einer wachsenden Erschöpfung.

So sind die typischen Symptome in diesem Stadium vor allem chronische Müdigkeit, das Gefühl ständiger Überforderung – oft verbunden mit innerer Unruhe und

Reizbarkeit – sowie Schlafprobleme, bei gleichzeitiger Unfähigkeit zur echten Erholung. Selbst an Wochenenden oder im Urlaub gelingt es den Betroffenen nicht, zur Ruhe zu kommen. Stattdessen wächst das Gefühl, die Kontrolle zu verlieren, wenn nicht noch mehr Einsatz gezeigt wird.

Wenn man genau hinschaut, befinden sich durchaus viele Mütter – oft lange Zeit in Ihrem Leben – in diesem Stadium des Burnout-Zyklus.

FALLBEISPIEL

Frau A., 38 Jahre, zweifache Mutter und Teilzeitangestellte, schildert, dass sie ständig erschöpft sei, aber keine Zeit finde, sich auszuruhen. Obwohl ihr Mann sie wiederholt auffordere, kürzerzutreten, wehrt sie dies mit dem Hinweis ab, »wenn die Kinder größer sind« oder »wenn das Budget steht«. Sie gönnt sich nichts mehr, isst unregelmäßig, erledigt die meisten Aufgaben allein und verdrängt ihre Überforderung und auch die Spannungen in der Familie. Zunehmend kommen auch Schlafstörungen hinzu.

Stadium 5: Umdeutung von Werten

»Als ich merkte, dass ich mit meinen To-dos nicht mehr hinterherkam, versuchte ich, mit noch mehr Struktur und Aufwand alles zu schaffen.«

Bei Müttern im Stadium 5 des Burnout-Zyklus kommt es zu einer tiefgreifenden inneren Verschiebung von Werten und Prioritäten. Vielen Müttern fällt es in dieser Phase besonders schwer, gut zu priorisieren und dabei zwischen persönlich »Wichtigem« und »eigentlich Unwichtigem« zu unterscheiden. Die Frauen berichten in dieser Phase oft davon, dass sie kaum noch Zeit für Beziehungen, Freunde oder Freizeit finden. Aussagen wie »Ich habe in den nächsten 2 Jahren keine Zeit für Beziehungen« oder »Ich kann dieses Jahr keinen Urlaub nehmen« spiegeln den zunehmenden Druck wider. Werte, die einst wichtig waren, wie Familie, Partnerschaft, Selbstfürsorge, werden untergeordnet oder verlieren scheinbar an Bedeutung. Ganz besonders belastend – und oft schambesetzt – ist es auch für Mütter, wenn die eigenen Kinder in dieser Phase oft zur »reinen Aufgabe« und »zur Dauerbelastung«, statt Quelle der Freude und Lebenszufriedenheit werden.

Der Druck wächst zusätzlich dadurch, dass kaum Veränderungen möglich scheinen: Kinder und Angehörige müssen versorgt werden, und der Job ist für den Lebensunterhalt notwendig. Wie aber dann dem Strudel, der die Betroffenen immer weiter in die Tiefe zu ziehen scheint, entkommen?

Aufgrund der nun immer weiter steigenden Anspannung und auch Angst, vielleicht doch nicht alles zu schaffen, steigern die Betroffenen parallel auch die Gegensteuerversuche. So kann nun das Bedürfnis, alles unter Kontrolle zu halten, übermächtig werden. Inzwischen wird alles zu »Stress«: Zuwendung wird als Belastung erlebt, Anliegen der Kinder werden als Störung empfunden, insbesondere, wenn sie nicht exakt ins Zeitfenster passen – was gerade bei kleinen Kindern ja selten der Fall ist. Kleine Missgeschicke, wie ein umgefallenes Wasserglas, werden zur »Katastrophe« und lautes Schimpfen wird zum normalen Kommunikationsstil mit den Kindern. Die Folge dieser Entwicklung ist, dass der Kontakt zur eigenen Wahrnehmung und den persönlichen Prioritäten und Werten zunehmend verloren geht. Beziehungen und die Familie – und ganz besonders die Kinder – leiden, Ängste und Schuldgefühle sind ständige Begleiter und die Dinge werden oft nicht mehr ganz objektiv wahrgenommen.

FALLBEISPIEL

Frau S., 48 Jahre, Mutter und Projektmanagerin in Teilzeit:
»Anfangs war ich stolz, Familie und Beruf unter einen Hut zu bringen. Doch nach und nach habe ich mich selbst zurückgestellt. Zeit mit den Kindern wurde immer stärker durchgeplant, spontanes Spielen oder Zuhören empfand ich als störend. Freundschaften pflegte ich kaum noch – »für andere habe ich einfach keine Energie mehr. Während ich nach außen hin funktionierte und Leistung für mich oberste Priorität hatte, fühlte ich mich innerlich zunehmend leer und gereizt. Die Sorgen der Kinder empfand ich als zu anstrengend. Schließlich merkte ich: Etwas in mir war verloren gegangen – schon seit langer Zeit«.

Stadium 6: Verstärkte Verleugnung der aufgetretenen Probleme

»Ich wusste, dass die Dinge nicht mehr gut liefen und auch meine Kinder unter meiner Überlastung litten, aber es war zu schmerzlich, mir dies einzugestehen.«

Mütter im Stadium 6 des Burnout-Zyklus verleugnen ihre Probleme zunehmend. Viele Mütter bemerken ihre Überforderung, Ängste oder Enttäuschungen kaum noch. Sie schützen sich unbewusst, indem sie alles ausblenden, was nicht zur Rolle der funktionierenden, sich kümmernden Mutter passt. Bedürfnisse werden unterdrückt, Erschöpfung wird ignoriert.

Was in früheren Stadien nur einzelne Lebensbereiche betraf, wird nun umfassender: Die Wahrnehmung verengt sich, die Welt wird durch einen Tunnelblick auf Pflichten und Anforderungen wahrgenommen. Alles, was dem nicht entspricht, wird als störend oder überflüssig empfunden. Vor allem Mütter, die die Tendenz haben, sich dauerhaft für andere aufzuopfern, sind in diesem Stadium gefährdet. Ihre eigenen Bedürfnisse sind schon so lange unterdrückt worden, dass sich innere Unruhe, Frustration oder auch Wut stauen. Doch statt diese zuzulassen, »funktionieren« diese Mütter weiterhin. Die Energie reicht kaum noch – auch nicht für soziale Kontakte oder spontane Reaktionen.

Die Folge ist häufig Intoleranz, verstärkte Reizbarkeit, oft auch Zynismus oder Bitterkeit. Dies war auch im vorigen Stadium schon zu spüren, ist hier aber inzwischen deutlich ausgeprägter. Die Betroffenen erleben die Außenwelt als fordernd, unverständlich oder übergriffig. Gut gemeinte Hinweise werden abgewertet, andere Menschen als störend empfunden. Die Gedanken kreisen zunehmend um Belastungen, Missstände und eigene Unzufriedenheit – ohne echten Zugang zur inneren Welt oder zu konstruktiver Veränderung.

Inzwischen wird ein nagender Zweifel immer lauter: Bin ich genug? Mache ich es richtig? Reiche ich als Mutter, Partnerin, Mensch? – Um diese Unsicherheiten zu reduzieren, treiben sich die Mütter noch mehr an. Ein Kreislauf, der die Belastung weiter verstärkt.

FALLBEISPIEL

Frau Z., 53 Jahre, Hausfrau, vier Kinder:

»Ich merke kaum noch, wie erschöpft ich wirklich bin. Alles dreht sich nur noch darum, alles zu schaffen. Meine eigenen Bedürfnisse habe ich längst weggeschoben. Wenn ich ehrlich wäre, müsste ich mir eingestehen, dass ich kaum noch Kraft habe. Aber das darf nicht sein – ich muss weitermachen. Die kleinste Bitte meiner Kinder oder eine Bemerkung meines Mannes empfinde ich sofort als Kritik. Ich bin gereizt, oft intolerant und frage mich immer öfter: Reiche ich überhaupt aus? Bin ich eine gute Mutter? Doch anstatt innezuhalten, mache ich einfach weiter, weil Aufgeben keine Option scheint.«

Stadium 7: Rückzug

»Ich kam mir wie ein Roboter vor ... wie ein Automat ... wie eine Maschine ...«

Bei Müttern im Stadium 7 des Burnout-Zyklus verstärkt sich die Verleugnung ihrer eigenen Bedürfnisse. Sie müssen »einfach funktionieren« – für die Kinder, den Haushalt, die Partnerschaft, den Beruf. Gefühle werden zunehmend wie abgespalten erlebt, und die innere Distanz zur Umwelt wächst. Diese emotionale Entfremdung führt dazu, dass sich viele Mütter nicht nur von anderen, sondern auch von sich selbst entfernen.

Typisch ist eine Art innerer Rückzug: Die Mütter erledigen auch in diesem Stadium in der Regel noch ihre Aufgaben, oft mit äußerlicher Korrektheit – doch ohne innere Beteiligung. Gespräche mit anderen dienen nur noch der Informationsweitergabe, Fürsorge wird zur Routinehandlung. Nähe, auch körperlich oder emotional, kann zur Last werden. Das Leben wird als entfremdet erlebt, Freude und Spontaneität weichen einem automatisierten Abarbeiten des Alltags.

Ein zentrales Symptom ist auch das Gefühl von Orientierungs- und Hoffnungslosigkeit. Viele Mütter sprechen in diesem Stadium zynisch, benehmen sich abweisend oder wirken wie betäubt. Rückzug äußert sich aber auch körperlich – etwa durch verstärkten Schlaf, Flucht zu den sozialen Medien, Essen oder andere Ersatzhandlungen. Die innere Einsamkeit und emotionale Taubheit führen bei einigen zu depressiven Verstimmungen, andere nehmen sich als »verhärtet« wahr und haben keinen Zugang mehr zu ihren Gefühlen.

In der Folge wird das Verhalten gegenüber Kindern, Partnern und anderen Angehörigen zunehmend kühler oder gereizter. Die Betroffenen selbst erkennen oft, dass »etwas nicht stimmt«, sind aber nicht mehr in der Lage, authentisch zu reagieren oder Hilfe einzufordern.

FALLBEISPIEL

Frau M., Mutter von drei Kindern, erinnert sich:
»Ich wollte mit niemandem reden. Alles war mir zu viel. Wenn ich aber doch irgendwohin musste, suchte ich mir schnell einen Platz bei den spielenden Kindern. Ich beobachtete sie stumm, vermied den Blickkontakt zur anderen Mutter, die mich eingeladen hatte. Ich hatte einfach keine Kraft mehr, um ein Gespräch zu führen. Ich dachte, es reicht, wenn ich körperlich anwesend bin.«

Stadium 8: Beobachtbare Verhaltensänderungen

»Ich dachte, ich hätte es im Griff, aber dann stellte ich fest, dass ich fast jeden Abend Alkohol brauchte, um Abstand vom Tag zu bekommen.«

Mütter im Stadium 8 des Burnout-Zyklus reagieren zunehmend empfindlich auf ihr Umfeld. Selbst gut gemeinte Unterstützung wird nun immer mehr als belastend oder überfordernd empfunden. Gespräche mit Partnern, Freunden oder Familienmitgliedern verlaufen oft angespannt oder konfliktreich: Themenwechsel häufen sich, Geduld und Gelassenheit nehmen ab, und die Sprache kann schärfer oder auch sarkastischer wirken. »Ich merkte, dass ich eigentlich immer gereizt war – sogar bei Kleinigkeiten«, erzählt eine Mutter über diese Phase ihres Burnouts.

Gleichzeitig wächst eine gewisse Gleichgültigkeit. Dinge, die früher wichtig erschienen, verlieren an Bedeutung. Manche Gespräche wirken dadurch oberflächlich oder abgekürzt. Konflikte im Alltag nehmen zu, während die Fähigkeit, flexibel oder einfühlsam zu reagieren, spürbar eingeschränkt ist. Um mit dieser inneren Anspannung umzugehen, entstehen immer häufiger dysfunktionale Bewältigungsstrategien. Dazu gehören verstärkter Alkoholkonsum – besonders abends nach einem gefühlt »ewig langen« Tag –, übermäßiges oder auch heimliches Rauchen oder die Einnahme von Schlaf- und Beruhigungsmitteln. »Es ist nur ein Glas Wein, um runterzukommen«, hört man oft. Viele Mütter sagen sich auch: »Ich kann jederzeit damit aufhören«, übersehen dabei aber, wie sehr diese Gewohnheiten bereits zu einem festen Teil der täglichen Routine geworden sind.

Auch die innere Haltung verändert sich: Frühere Werte wie Nähe, Vertrauen oder Idealismus werden weniger wichtig, während Zynismus und innere Distanz zunehmen können. Die emotionale Erreichbarkeit sinkt – manchmal auch gegenüber den eigenen Kindern. Viele Mütter berichten von einem Gefühl der Leere oder davon, »wie in Watte gepackt« zu sein. Oft wird dieses Unbehagen durch Überaktivität verdeckt oder durch Rückzug verborgen.

FALLBEISPIEL

Frau N., 38 Jahre, Mutter von zwei Kindern und Lehrerin, berichtet:

»Ich habe irgendwann nur noch funktioniert. Morgens Brotdosen packen, Kinder zur Schule bringen, arbeiten, einkaufen, Abendessen, Wäsche – immer im gleichen Takt. Ich war dabei aber innerlich wie abgeschaltet. Ich konnte keine Freude mehr empfinden, weder über ein gemaltes Bild meiner Tochter noch über ein gutes Gespräch mit meinem Mann. Alles schien mir leer.

Abends habe ich mich aufs Sofa gesetzt und einfach durch die Programme geschalten – teils stundenlang – und oft habe ich dazu auch mal mehr als nur ein Glas Wein getrunken. Ich musste irgendwie runterkommen. An vielen Abenden schlief ich dann auch vor dem Fernseher ein. Ich fühlte mich wie eine Hülle. Es war, als ob ich durchs Leben ging, ohne es wirklich zu erleben. Rückblickend würde ich sagen: Ich war da, aber nicht mehr wirklich ich selbst.«

Stadium 9: Depersonalisation/Verlust des Gefühls für die eigene Persönlichkeit

»Der Blick in den Spiegel erschreckte mich. Mein Gesicht war voller Pusteln und meine Hautfarbe ungewohnt blass. Ich spürte einen Druck auf der Brust und fragte mich, ob ich vielleicht doch einmal zum Arzt gehen sollte.«

Mütter im Stadium 9 des Burnout-Zyklus, der Phase der »Depersonalisation«, verlieren zunehmend den Zugang zu ihrer eigenen Persönlichkeit. Während in früheren Phasen noch eine gewisse Sensibilität für Belastung und erste Warnsignale vorhanden ist, tritt hier eine deutliche Entfremdung vom eigenen Körper und Empfinden ein. Signale wie Erschöpfung, Schmerzen oder psychosomatische Beschwerden werden nicht mehr ernst genommen. Auch die Umwelt verliert an Bedeutung: Bitten von Kindern, die nach gemeinsamer Zeit fragen, oder von Freunden, die Unterstützung suchen, erscheinen belanglos oder werden übergangen. Gefühle sind von der Realität entkoppelt, das Verhalten wirkt distanziert und schwankend, oft rein mechanisch. Viele Betroffene beschreiben es so, als würden sie nur noch funktionieren und kaum noch wirklich existieren.

Gerade bei Müttern zeigt sich dieses Stadium in besonderer Schärfe. Sie sind häufig in einem Spannungsfeld aus familiären Verpflichtungen, der Verantwortung für die Kinder und möglicherweise zusätzlichen beruflichen Anforderungen eingebunden. Eigene Bedürfnisse treten vollständig in den Hintergrund, weil das Gefühl überwiegt, keine Zeit dafür oder keinen Anspruch darauf zu haben. Aussagen wie »Ich bin nur noch Mutter, nicht mehr ich selbst« oder »Meine eigenen Wünsche sind unwichtig« beschreiben diese Distanz sehr deutlich. Gesundheitliche Symptome wie chronische Müdigkeit, Herzbeschwerden oder Hautprobleme werden nicht als Warnsignale verstanden, sondern verdrängt oder ganz ignoriert. Dies erhöht das gesundheitliche Risiko insgesamt deutlich.

FALLBEISPIEL

Frau B., 39 Jahre und zweifache Mutter, schildert rückblickend, dass sie über Monate hinweg nur noch auf Autopilot lebte. Sie aß unregelmäßig, schlief kaum und bemerkte bei sich Ausschläge und Herzrasen. Anstatt diese Symptome wahrzunehmen, redete sie sich ein, dass sie zunächst ihre Kinder versorgen müsse. Erst als sie eines Tages während eines Spaziergangs plötzlich das Gefühl hatte, keine Luft mehr zu bekommen, wurde ihr bewusst, dass sie ihre eigenen Grenzen seit Langem ignorierte. Ihr Erleben zeigt, wie eng Depersonalisation und die Vernachlässigung der eigenen Gesundheit bei Müttern miteinander verknüpft sein können.

Stadium 10: Innere Leere

»Ich fühlte mich innerlich leer. Da war nichts mehr. Ich machte weiter, weil ich musste, aber es fühlte sich an, als ob ich selbst gar nicht mehr da wäre. Wie eine Fremde in meinem eigenen Leben.«

Bei Müttern in Stadium 10 des Burnout-Zyklus dominiert das Gefühl der inneren Leere. Frauen beschreiben, dass sie sich ausgebrannt, nutzlos und innerlich abgestorben erleben. Der Alltag läuft scheinbar weiter – Kinder, Haushalt, Arbeit –, doch innerlich ist ein Vakuum entstanden. Alles geschieht mechanisch, ohne Freude und ohne echte Beteiligung.

Ein zentrales Merkmal in diesem Stadium ist die Vereinsamung. Viele Mütter ziehen sich zunehmend zurück, fühlen sich unverstanden und isoliert. Soziale Kontakte verlieren an Bedeutung, Gespräche erscheinen anstrengend oder sinnlos. Stattdessen entstehen Rückzugsbewegungen: mehr Zeit allein, mehr Schweigen, ein innerliches Abwenden von anderen.

Manche Frauen versuchen, die Leere kurzfristig zu überdecken – durch Ablenkung im Alltag, hektische Aktivität, kompensierende Maßnahmen oder auch Affären. Gelegentlich kommen auch Betäubungsmittel hinzu. Doch all das wirkt nur oberflächlich und verschiebt das Gefühl der inneren Erschöpfung. Der Kern bleibt: eine bedrückende Leere, die nicht einfach gefüllt werden kann.

FALLBEISPIEL

Eine Mutter von zwei kleinen Kindern erzählt:

»Abends saß ich im Wohnzimmer und starrte auf mein Handy, während die Kinder um mich herumspielten. Ich fühlte mich wie abgeschnitten, als gehöre ich nicht wirklich dazu. Gespräche mit Freunden oder meinem Mann halfen mir nicht mehr. Ich zog mich immer weiter zurück, weil ich gar nicht wusste, was ich noch sagen sollte.«

Stadium 11: Depression

»Ich fühle mich leer, hoffnungslos, und alles erscheint mir sinnlos.«

Mütter im Stadium 11 des Burnout-Zyklus zeigen eine deutliche depressive Symptomatik. Antrieb, Motivation und emotionaler Belastbarkeit sind reduziert. Schon das morgendliche Aufstehen kann als große Hürde erlebt werden, auch wenn es in der Regel noch gelingt. Der Alltag wird zunehmend als kaum bewältigbar empfunden.

Typische depressive Symptome haben sich nun eingeschlichen: Freudlosigkeit, Interessenverlust und das Gefühl der inneren Leere. Viele Mütter berichten, dass sie alltäglichen Aufgaben – sei es in der Familie oder im Beruf – jetzt nicht mehr zuverlässig nachkommen können. Es fällt schwer, sich zur Arbeit zu motivieren, und oft werden dann Ausreden, wie z. B. schwere Kopfschmerzen, vorgeschoben, um eine Krankschreibung zu rechtfertigen. Ebenso können ehemals selbstverständliche Tätigkeiten wie Einkaufen, Wäschewaschen oder die Organisation des Familienalltags vernachlässigt werden.

Nicht selten treten in dieser Phase auch (zumeist noch) passive Suizidgedanken auf wie: *»Vielleicht wäre es einfacher, nicht mehr da zu sein.«* Solche Überlegungen entstehen häufig spontan und in Ruhephasen und wirken in der Regel erst einmal sehr erschreckend. Der Ernst der Lage ist nicht mehr zu leugnen.

Der Bezug zu den Kindern ist in dieser Phase meist deutlich beeinträchtigt: Sie werden zwar versorgt, jedoch überwiegend als anstrengend und belastend erlebt, sodass kaum Raum für Nähe oder positive Interaktionen bleibt.

FALLBEISPIEL

Eine Mutter von zwei Kindern berichtete, dass sie morgens lange im Bett liegen blieb, obwohl sie wusste, dass sie zur Arbeit müsste und ihre Kinder versorgt werden sollten. Schließlich stand sie zwar auf, doch hatte sich kaum dazu überwinden können. Am Arbeitsplatz konnte sie sich schlecht konzentrieren und dachte wiederholt daran, sich krankzumelden. Sie schilderte das Gefühl, nur noch mechanisch zu funktionieren. Schließlich äußerte sie: »Ich glaube, ich brauche dringend Hilfe.«

KLINISCHER HINWEIS

Im Stadium 11 hat sich der Burnout-Zustand so weit verstärkt, dass mittlerweile eine *relevante depressive Symptomatik* entstanden ist, die *dringend und zeitnah behandlungsbedürftig* ist. Nicht selten ist zu diesem Zeitpunkt bereits das Vollbild einer Depression erreicht. Man sollte sich als Behandler nicht davon täuschen lassen, dass der Alltag möglicherweise äußerlich noch relativ gut aufrechterhalten wird. Dies gelingt gerade Müttern auch in sehr schlechten psychischen Zuständen erstaunlich lange, weil sie versuchen, »bis zuletzt« alles zu geben.

Stadium 12: Völlige Burnout-Erschöpfung

»Ich konnte einfach nicht mehr – mir war auch alles egal.«

Mütter im Stadium 12 des Burnout-Zyklus sind nun im Zustand der absoluten Erschöpfung. Körperliche und psychische Ressourcen sind vollkommen aufgebraucht. Nun gelingt es nicht mehr, den Alltag zu bewältigen. Auch die Versorgung der Kinder kann nicht mehr aufrechterhalten werden. Betroffene sind in diesem Stadium dringend auf professionelle Unterstützung sowie konkrete Entlastung bei der Kinderversorgung angewiesen.

Es sind nicht nur sie selbst betroffen, sondern auch die von ihnen betreuten Kinder. *Der Zustand ist sehr ernst zu nehmen und bedarf rascher medizinischer Intervention.* Diagnostisch entspricht der Zustand in der Regel einer schweren depressiven Episode und wird ergänzt durch eine Z-Diagnose für die Burnout-Symptomatik. Es handelt sich um einen dringend behandlungsbedürftigen psychiatrischen Zustand, bei dem in der Regel auch eine medikamentöse Therapie notwendig ist. Er ist besonders ernst zu nehmen, da zusätzlich auch eine Fremdgefährdungssituation gerade für kleine Kinder vorliegt.

FALLBEISPIEL

Eine junge Mutter liegt reglos im Bett und starrt an die Decke. Ihr dreijähriger Sohn steht neben ihr und versteht nicht, warum sie nicht aufsteht. Verunsichert läuft er zu seinem Vater. Als dieser seine Frau in diesem Zustand sieht, ruft er umgehend beim Hausarzt an und fragt, welche Schritte nun notwendig sind. In Absprache mit der Betroffenen wird eine stationäre psychiatrische Behandlung geplant. Der kleine Sohn wird in der Zwischenzeit zu einer befreundeten Familie, die ebenfalls ein Kind hat, gebracht.

MERKE

Dieses letzte Stadium des Burnout-Zyklus wird glücklicherweise nicht von vielen Betroffenen erreicht, da meistens entweder von den Betroffenen selbst oder von Angehörigen bereits früher bemerkt wird, dass Hilfe notwendig ist.

Klinische Einordnung und Relevanz des Burnout-Zyklus

Ich selbst habe – besonders häufig zu Coronazeiten – öfter Frauen im Stadium 11 oder 12 in der stationären psychosomatischen Therapie kennengelernt. Sie kamen teils als Direktverlegung aus psychiatrischen Akutkliniken und wurden dann bei uns mit der Aufnahmediagnose einer »schweren depressiven Episode« – öfter auch in Kombination mit einem »schädlichen Substanzgebrauch« bei zuvor praktizierter »Selbstmedikation« – aufgenommen.

Vor dem Hintergrund dieses Vollbilds eines nicht rechtzeitig therapierten Burnouts wird umso deutlicher, wie wichtig es ist, die frühen Phasen des Burnout-Zyklus ernst zu nehmen. Anstatt sich vorrangig mit der diagnostischen Frage zu beschäftigen, ob es sich nun noch »nur« um ein Burnout oder »schon« um eine Depression handelt, sollte besser frühzeitig gehandelt werden. Da die Mütter ohnehin dazu neigen, ihre Symptomatik eher milder darzustellen, als es der Realität entspricht, kann eigentlich nie »zu früh« interveniert werden. Das Fortbestehen der Symptomatik führt jedoch mit hoher Wahrscheinlichkeit zu Stadium 12 – was ja oft verhindert werden könnte.

Früherkennung und Prävention sind daher sehr relevant!

MERKE

Schwerwiegende Krankheitsverläufe bei Burnout lassen sich häufig vermeiden, wenn das Problem rechtzeitig als solches erkannt wird und dann Entlastung, Unterstützung und eine wirksame Therapie erfolgen.

3 Therapeutische Ansätze

3.1 Haltung verändern statt neuer »To-dos«

»Ich finde es nicht hilfreich, lauter neue Nur-10-Minuten-am-Tag-Techniken zu lernen, da schon so viele Tipps meinen Weg als Mutter begleiten.
Ich habe mir viele Bücher gekauft und YouTube-Videos angeschaut und es gibt wirklich ein großes Angebot an immer noch mehr Ideen und ›Optimierungshilfen‹.
Was wohl am meisten helfen würde, wäre aus meiner Sicht, wenn man als Mutter nicht ständig gespiegelt bekommen würde, dass man Mama sein und gleichzeitig ganz normal arbeiten kann – natürlich idealerweise mit Karriere. Dazu soll man Sport treiben, alles gut organisieren, gut kochen, und das alles am besten zur gleichen Zeit und mit einem Lächeln im Gesicht.«

Zitat einer Patientin im Rahmen ihrer stationären psychosomatischen Therapie

Mütter erhalten gerne von anderen Menschen gut gemeinte Ratschläge. Dieses Phänomen beginnt häufig schon in der Schwangerschaft, wenn sogar fremde Personen allein beim Anblick des gerundeten Bauchs einen »hilfreichen Hinweis« oder einen »guten Tipp« parat haben.

Wenn Mütter über ihre persönliche Belastungssituation sprechen – was sie in der Regel ohnehin selten oder sehr zurückhaltend tun –, so nehmen diese Ratschläge in der Menge und Eindringlichkeit deutlich zu. Die »Empfehlungen« kommen aus dem Freundeskreis, von Nachbarn, Familienmitgliedern, den Partnern oder Ratgebern in Buchform. Auch das Internet ist voller »Mama-Tipps« – häufig von selbst ernannten »Experten«. Es gibt mittlerweile diverse »Mama-Tutorials« bei YouTube und v. a. immer wieder die Message: Eigentlich ist es doch ganz einfach! Mutter sein ist schließlich die natürlichste Sache der Welt und daher kann es so schwer ja nicht sein.

Typische Empfehlungen an überlastete Mütter lauten:

- »Mach doch mal eine Pause!«
- »Sei doch nicht so gestresst!«
- »Lass den Perfektionismus los!«
- »Mach doch mal einen Entspannungskurs!«

- »Sag doch auch mal Nein!«
- »Du musst besser priorisieren!«
- »Sei doch entspannter mit den Kindern!«

Diese Vorschläge mögen inhaltlich teils richtig sein, doch sie haben eine unbeabsichtigte Nebenwirkung: Sie erzeugen Druck – und zwar viel Druck. Allein die schiere Menge an Optimierungstipps kann das Gefühl der Insuffizienz, unter dem viele überlastete Mütter ohnehin schon leiden, noch weiter verstärken. Denn wenn auch Entspannung, Selbstfürsorge und Gelassenheit zu weiteren Punkten auf der To-do-Liste werden, entsteht das paradoxe Gefühl, auch daran scheitern zu können. In der Folge entstehen Schuld-, Scham und Hilflosigkeit.

Als Therapeut bzw. behandelnder Arzt sollte man nun nicht intuitiv in eine ähnliche Sprache verfallen. Gerade Verhaltenstherapeuten laufen hier Gefahr, mit zu sehr von außen vorgegebenen Lösungsstrategien und möglicherweise unzureichenden Verhaltensmodifikationsplänen die Frauen nicht dort abzuholen, wo sie stehen, sondern eher Abwehr oder Stagnation zu erzeugen. Das Aufzählen von vielen »Abers« der Patientin ist ein charakteristisches Erkennungszeichen dieser Hinderungsprozesse.

Auch im ärztlichen und gerade allgemeinärztlichen Kontext, wo sich die Frauen ja in der Regel zunächst vorstellen, sind eine »schnelle und einfache Lösungssuche« und oberflächliche ärztliche Ratschläge in der Regel nicht zielführend. Die Komplexität der Gesamtsituation vor dem Hintergrund einer bio-psycho-sozialen Genese und auch der Faktor der Individualität einer Person und ihres Systems lassen diese »einfache« Lösung per se nicht zu. Die betroffene Frau hätte sie längst selbst gefunden.

> **MERKE Wie also therapeutisch, ärztlich oder beratend vorgehen?**
> Die zentrale Frage ist zunächst nicht nur, *was* sich verändern sollte, sondern *wie* ich Voraussetzungen schaffen kann, dass Veränderung überhaupt möglich wird.

Denn so sinnvoll es natürlich ist, Pausen einzulegen, Grenzen zu setzen oder sich weniger Perfektionsdruck zu machen – all dies setzt voraus, dass überhaupt ein Zugang zu den eigenen Bedürfnissen und Emotionen besteht. Die so simplen, wie wichtigen Fragen dazu wären »*Wie geht es mir selbst gerade?*« oder »*Was brauche ich in diesem Moment?*«.

Voraussetzungen für eine nachhaltige Veränderung

Dass die Bedürfnisse anderer Menschen und die diversen Aufgaben schlichtweg oft »wichtiger« sind als die betroffene Mutter als Individuum, ist ein Phänomen multifaktorieller Genese. Gesellschaftliche Rollenbilder, individuelle Vorstellungen und auch psychologische Faktoren, die durch die Grundpersönlichkeit sowie die Biografie einer

Person gespeist werden und sich in sogenannten Schemata zeigen, sind wichtige Einflussfaktoren.

Wenn dieser innere Bezug aber fehlt, kann auch eine Pause nicht als notwendig erkannt oder zugelassen werden. Es wird also »einfach weitergemacht« – möglicherweise sogar noch mit größerem Tempo. Die Folge ist die Zunahme der chronischen Überanstrengung. Es entsteht somit ein klassisch aufrechterhaltender Teufelskreis.

Als zweite Voraussetzung für eine nachhaltige Veränderung muss eine Person zunächst realisieren und akzeptieren, dass sie überhaupt belastet bzw. erkrankt ist. Hierfür benötigt es eine ausführliche Analyse der Ist-Situation und auch eine entsprechende »Würdigung« der Belastung. Zudem sollen aber auch schon in dieser frühen Phase parallel die Ressourcen genauer beleuchtet werden. Es geht schließlich nicht darum, ein defizitäres Bild der betroffenen Person zu erzeugen, sondern ein möglichst realistisches.

Der dritte und auch sehr wesentliche Aspekt, der oft hinderlich wirkt, liegt in der Neurobiologie begründet. Die Selbstwahrnehmung ist in einer akuten und auch chronischen Stresssituation auch aus biologischer Sicht eingeschränkt, denn hier liegt der Aufmerksamkeitsfokus v. a. »auf der Außenwelt«, und zwar auf den »Bedrohungen«. Im Mutteralltag sind das häufig schlicht die zu bewältigenden Aufgaben. Dieses Phänomen ist evolutionär gesehen sehr sinnvoll und war im Steinzeitalter ein großer Überlebensvorteil. Bei unseren heutigen Stressoren – und speziell im Kontext von Alltagsstressoren von Müttern – kann diese starke Außenausrichtung jedoch sehr hinderlich sein.

MERKE

Hindernisse der Veränderung bei Mütter-Burnout liegen in mehreren Bereichen. Wichtige Hinderungsfaktoren sind:

1. Fehlender Bezug zu sich selbst, einschließlich fehlenden Zugangs zu den eigenen Bedürfnissen und Emotionen
2. Fehlende Akzeptanz und fehlendes Eingeständnis, dass eine Belastung bzw. Erkrankung vorliegt
3. Neurobiologische Faktoren: Außenausrichtung statt Selbstwahrnehmung bei akuten und chronischen Stresssituationen

Diese hinderlichen Faktoren müssen also zunächst in den Fokus der Therapie genommen werden. Veränderung entsteht dann in der Folge quasi ganz von selbst – und zwar aus der Person heraus und ohne, dass sie von außen vorgeben wird.

Ein wichtiger Zwischenschritt zur Veränderung der hinderlichen Faktoren geschieht zunächst über die Förderung von Verhaltensweisen, die stärkend und kräftigend wirken. Konkret versteht man darunter sämtliche Ressourcen-aktivierenden Tätigkeiten, inklusive dem besonders wichtigen Bereich der Selbstfürsorge. In → Kapitel 4.3 wird genauer darauf eingegangen.

Ein weiteres übergeordnetes, relativ neues Therapiekonzept, das sich besonders gut in diesem Kontext eignet, ist das Konzept des Selbstmitgefühls. Hier geht es nicht um ein schrittweises, manualisiertes Vorgehen nach dem Prinzip eines universell einsetzbaren »Masterplans«, sondern um die Veränderung einer Haltung: zum einen zu sich selbst als Person und zum anderen zu den individuellen Belastungen.

Wie in →Kapitel 4.2 ausführlich dargestellt wird, bedeutet Selbstmitgefühl, sich selbst samt den eigenen Belastungen, Wahrnehmungen und Emotionen mit Freundlichkeit, Wärme und Akzeptanz statt mit Selbstkritik oder Negativ-Vergleichen zu begegnen. Auch wenn es im Wortstamm dem Begriff Selbstmitleid ähnelt, ist dies doch etwas ganz anderes. Es ist ein Ansatz, der nicht nur Verständnis für die eigene individuelle Situation und die eigenen Grenzen schafft, sondern auch die innere Grundlage für Veränderung bildet.

Das Konzept des Selbstmitgefühls eignet sich auch hervorragend, um auf feinfühlige und unterstützende Art und Weise einen »Mütter-spezifischen Blick« auf die sehr häufig vorliegenden Verletzungen und teils auch Traumatisierungen in »Mütter-Biografien« zu werfen. Viele Mütter haben, bevor sie Mutter wurden, schon lange und teils sehr belastende Erfahrungen auf dem Weg ihrer Mutterschaft hinter sich. Seien es längere Phasen der ungewollten Kinderlosigkeit, das Erleben von Fehl- oder Totgeburten, Schwangerschaftsabbrüche, belastende Geburtserfahrungen, schwierige Startphasen, kranke Kinder usw.

Da vieles davon nicht äußerlich sichtbar wird und auch gesellschaftlich wenig Offenheit für diese Themen besteht, behalten Mütter diese Erfahrungen häufig für sich. *»Jetzt hast du doch ein gesundes Kind. Blick doch nach vorne«* ist eine klassische Haltung, die Frauen mit Verlusterfahrungen häufig erleben.

Aus meiner Erfahrung bewährt es sich aber sehr, sich diesen Themen in der Therapie bewusst zuzuwenden und einen geschützten Rahmen zur Bearbeitung anzubieten – auch dann, wenn die Belastungen vielleicht schon Jahre oder Jahrzehnte zurückliegen.

Eine meiner Patientinnen konnte beispielsweise erstmals im Rahmen meiner Behandlung ausführlich erzählen, wie sehr sie unter einem medizinisch indizierten Abbruch in der zwanzigsten Schwangerschaftswoche ihrer zweiten Schwangerschaft, der bereits 14 Jahre zurücklag, gelitten hatte und litt. Der Anblick des toten Neugeborenen und die damit verbundenen massiven Schuldgefühle verfolgten sie noch jahrelang im Schlaf und manchmal auch beim Anblick anderer Kinder. Die Tatsache, dass damals niemand mit ihr trauerte und sie auch von der Kirche keine Unterstützung erlebte, sondern ihrem Kind sogar eine christliche Bestattung verwehrt worden war, hatte sie extrem belastet. In der Folge sprach sie nie mehr mit jemandem über diese Zeit und ihren Schmerz, da sie annahm, dass ihr ja doch niemand dabei helfen konnte. Auch ihren Mann hatte sie da »lieber rausgehalten«. Mit einer sanften Form der Traumatherapie und der Stärkung von Selbstmitgefühl konnte in unserer therapeutischen Arbeit dem toten Kind noch mal ein würdiger innerer Abschied ermöglicht werden. Die Belastung der Patientin reduzierte sich danach deutlich.

Wenn sich eine Frau aber dafür entscheidet, ein belastendes Kapitel ihrer Biografie geschlossen zu halten, sollte dies selbstverständlich auch akzeptiert werden. Ich habe aber viel häufiger erlebt, dass das Angebot, sich auch »versteckten Schmerzen« zuzuwenden, sehr dankend angenommen wird. Eine spezielle traumtherapeutische Spezialisierung des Behandlers ist dafür meines Erachtens in den allermeisten Fällen nicht notwendig. Was aber benötigt wird, ist die therapeutische Bereitschaft, sich diesen Themen zuzuwenden und sie nicht mit den Betroffenen gemeinsam zu vermeiden. Auf der Symptomebene nehmen in der Folge Angst und auch Depressivität häufig ab.

MERKE
In vielen »Mütter-Biografien« gibt es versteckte Belastungen und Verlusterlebnisse. Es empfiehlt sich sehr, diesen Themen einen therapeutischen Raum zu geben und sie nicht gemeinsam zu vermeiden. Stärkung von Selbstmitgefühl ist hierfür ein sehr gut geeigneter therapeutischer Ansatz. In der Folge kommt es oft zur deutlichen Symptomverbesserung.

Übergeordnetes Therapieziel meines Therapieansatzes ist der Abbau der Burnout-Symptomatik sowie die Verbesserung des seelischen und auch körperlichen Wohlbefindens von Müttern.

Die Einzelziele sind dabei

- **Bessere Bewusstheit für die eigenen Emotionen und Bedürfnisse:** Dieser verbesserte Selbstbezug ist eine entscheidende Voraussetzung für das Erkennen und Achten von Grenzen sowie Voraussetzung von bedürfnisorientiertem Handeln.
- **Ein freundlicherer und mitfühlenderer Umgang mit sich selbst:** Diese Haltung führt zur Stärkung von Selbstakzeptanz und Selbstwert und damit auch des Gefühls, Herausforderungen wieder meistern zu können.
- **Bessere Balance zwischen Fürsorge für andere und der Fürsorge für sich selbst:** Durch die neue Ausbalancierung verbessern sich in der Regel Beziehungen – sowohl interpersonell als auch intrapersonell.
- **Ermöglichung positiver systemischer Veränderungen:** Nach individueller Stärkung werden systemische Änderungen, wie z. B. eine veränderte Aufgabenverteilung innerhalb der Familie oder Veränderungen im beruflichen Umfeld, möglich – und zwar oft ganz von selbst.

FAZIT
Es geht im Therapieprozess also im Kern darum, Mütter zu befähigen, die Haltung zu sich selbst und zu ihren Belastungen nachhaltig zu verändern. Der Weg dorthin gelingt über die Förderung von Selbstfürsorgestrategien und von Selbstmitgefühl. Erst dann sind sichtbare und nachhaltige Veränderungen wirklich möglich.

FALLBEISPIEL Burnout im funktionierenden Alltag
Ein exemplarischer Einblick in die alltägliche Belastung, wie sie viele Mütter in vergleichbaren Konstellationen erleben, zeigt sich in der *Fallvignette von Frau M., 39 Jahre alt, verheiratet, Mutter von zwei Kindern im Alter von 5 und 11 Jahren.* Sie

führt eine eigene Werbeagentur, ist beruflich hoch engagiert und arbeitet in Vollzeit. Trotz dieser äußeren Stabilität und einer scheinbar »gut organisierten« Lebensrealität gerät Frau M. zunehmend an ihre Belastungsgrenzen – nicht aufgrund außergewöhnlicher Ereignisse, sondern durch die permanente Kumulation alltäglicher Anforderungen und die fehlende Möglichkeit zur Regeneration.
In der Therapie schildert Frau M. einen typischen Wochentag, der auf den ersten Blick nicht spektakulär, wohl aber exemplarisch für das versteckte Belastungsspektrum vieler berufstätiger Mütter ist: Nach einem vollen Tag in ihrer Agentur, den sie ohne Mittagspause verbringt, wechselt sie am späten Nachmittag direkt in den familiären Modus. Ohne Übergang und noch immer fast nüchtern nimmt sie ihre beiden Kinder aus der Nachmittagsbetreuung entgegen und fährt sie zu verschiedenen Freizeitaktivitäten. Die Zeiten zwischen den Fahrten nutzt sie, um die Waschmaschine zügig ein- und auszuladen, das Frühstücksgeschirr abzuräumen und rasch ein paar E-Mails zu beantworten. Dazwischen kümmert sie sich um Korrekturen von Hausaufgaben, spielt mit ihrem jüngeren Kind, motiviert zum Aufräumen in der Wohnung und beantwortet diverse Fragen, die an sie herangetragen werden. Am Abend kommt – inmitten der Vorbereitungen für das Abendessen und von Konfliktgesprächen mit den Kindern – der Ehemann nach einem langen Tag im Büro nach Hause. Es folgt ein kurzer, emotional aufgeladener Streit über fehlende Aufmerksamkeit und Kommunikationsdefizite in der Beziehung, bevor er sich wieder zurückzieht und sich mit dem Handy vom Familienleben distanziert. Frau M. bleibt zurück mit der Verantwortung für die emotionale Stabilisierung der Kinder und bemüht sich trotz innerer Erschöpfung, den Abend harmonisch zu gestalten. Das Abendessen findet allein mit den Kindern statt, da ihr Ehemann inzwischen erneut das Haus verlassen hat, um zum Sport zu gehen. Frau M. bringt dann die Kinder beide ins Bett, begleitet von Diskussionen und Zurechtweisen. Nachdem sie den Tisch ab- und die Küche aufgeräumt hat, setzt sie sich erneut an ihren Schreibtisch, um weitere zwei Stunden für ihre Agentur zu arbeiten. Inzwischen fühlt sie sich ausgelaugt und emotional überfrachtet und fällt schließlich um 23:30 Uhr erschöpft ins Bett und schläft schlecht – wissend, dass der nächste Tag nahtlos anschließen wird. Am folgenden Morgen steht eine Schulveranstaltung an, bei der auch ihr Ehemann teilnimmt. Er wird dort von anderen Eltern – überwiegend Müttern – freundlich und anerkennend begrüßt. Bemerkungen wie »Wie schön, dass du dir als Vater Zeit für dein Kind nimmst« verstärken bei Frau M. das Gefühl von Ungleichgewicht. Sie selbst ist verspätet zu der Veranstaltung gekommen, da sie einen beruflich nicht verschiebbaren Termin wahrnehmen musste. Ihr schlechtes Gewissen wächst – sowohl gegenüber den Kindern als auch gegenüber der Schulöffentlichkeit, in der ihre Verspätung kritisch bis mitleidig registriert wird. Gegenüber ihrem Mann empfindet Frau M. vor allem Ärger und Enttäuschung.
Dieser Hergang ist für Frau M. kein Ausnahmezustand, sondern symptomatisch für eine strukturelle Überforderung, die sich weder durch äußere Eskalation noch durch klar benennbare Einzelereignisse auszeichnet. Vielmehr entsteht die Erschöpfung durch ein anhaltendes Spannungsfeld zwischen beruflicher Verantwortung, fami-

liärer Fürsorge und dem ständigen Gefühl, in allen Bereichen nicht zu genügen. Frau M. fühlt sich alleingelassen, innerlich leer, schuldig und zunehmend körperlich angestrengt. Und sie fragt sich immer wieder: *Wo kann ich meinen Alltag noch mehr optimieren? Wo könnte ich noch mehr Zeit einsparen? – Es muss ja einfach an Effizienz liegen! Andere sind ja schließlich auch berufstätig und haben Kinder.*

Ganz offensichtlich handelt es sich hier um ein *mehrdimensionales Problem:* individuelle Überlastung, fehlende Phasen der Selbstregeneration, Partnerschaftskonflikte sowie ungleiche Verteilung der Verantwortung in der Partnerschaft, fehlende gesellschaftliche und soziale Wertschätzung für die gelebte Realität berufstätiger Mütter. Aber ein besonders wichtiger und nicht direkt sichtbarer Faktor ist auch der, dass sich diese Frau schon lange nicht mehr selbst gefragt hat, wie es ihr eigentlich geht und was sie gerade für sich braucht.

Wie kann man therapeutisch unterstützen?

Ein zentraler therapeutischer Ansatz in der Begleitung von Frau M. liegt sicher nicht in einer vorschnellen Suche nach Lösungen oder in der Entwicklung von konkreten Veränderungsstrategien, so nachvollziehbar dieser Impuls auch erscheint. Vielmehr ist es entscheidend, zunächst einen Raum zu schaffen, in dem die Patientin mit sich selbst wieder in Beziehung kommt – und zwar nicht im Modus der Analyse oder der Optimierung, sondern im Sinne einer achtsamen, mitfühlenden Selbstzuwendung.

Im Fall von Frau M. bedeutet das konkret, sie zunächst darin zu begleiten, ihre eigene Belastung und die dazugehörigen – oft überdeckten – Gefühle überhaupt zu bemerken, zu benennen und innerlich anzuerkennen. Dies sollte erfolgen, ohne sie sofort infrage zu stellen oder verändern zu wollen. So sollte im therapeutischen Gespräch die einfache Feststellung Raum bekommen:

»Ja, das ist sehr viel und mir geht es oft nicht gut damit« – ohne »aber« und ohne Relativierung. Dies ist eine wichtige Erfahrung für die Patientin, zum ersten Mal selbst anzuerkennen: *»Ja, ich bin sehr angestrengt«* Und: *»Ja, ich bin sehr ärgerlich.«* Oder: *»Ja, da fühle ich mich schuldig.«* Durch eine passende angeleitete Imagination kann der Prozess noch sinnvoll verstärkt werden.

Die im Fallbeispiel geschilderte Praxis der Selbstvalidierung und Begegnung mit achtsamen Selbstmitgefühl stellt einen Gegenpool dar zur gewohnten Haltung des Funktionierens, Optimierens, Durchhaltens und Sich-selbst-Hintanstellens der betroffenen Frauen. Diese neue Haltung ist die Grundlage für einen verbesserten Zugang zu den eigenen Bedürfnissen und Emotionen und damit zu einem Weg aus der Überlastung heraus. Denn erst wenn ich wieder fühle, was ich brauche, kann ich auch danach handeln. Der Weg der Veränderung wird also bei diesem Therapieansatz nicht »von außen« vorgegeben und stringent verfolgt, sondern entwickelt sich aus der Person heraus – und zwar im eigenen Tempo und individuell gestaltet.

Eine meiner Patientinnen brachte diesen Veränderungswunsch zu Beginn ihrer Therapie ganz treffend auf den Punkt:

> »Ich möchte lernen, wieder zu wissen, wer ich bin und was ich will – statt nur Mutter, Arbeitnehmerin, Ehefrau und Logistikbeauftragte meiner Familie zu sein.«

3.2 Das Konzept des Selbstmitgefühls

> *»Uns mit derselben Freundlichkeit und Fürsorge zu behandeln, die wir einem guten Freund entgegenbringen würden, statt uns selbst zu verurteilen und herabzusetzen, ist der Kern des Selbstmitgefühls.«*
>
> *Kristin Neff, »Selbstmitgefühl« (Neff, 2011)*

Das Konzept des *Selbstmitgefühls* hat in den letzten Jahren zunehmend an Bedeutung gewonnen, insbesondere durch die Arbeiten von Kristin Neff (Neff, 2011, 2023), Christopher Germer (Germer & Neff, 2013; Neff & Germer, 2018) und Paul Gilbert (Gilbert, 2013, 2019), die es sowohl theoretisch fundiert als auch praktisch in therapeutische Kontexte integriert haben.

Selbstmitgefühl beschreibt eine Haltung der wohlwollenden, verständnisvollen und nicht-wertenden Zuwendung zu sich selbst – besonders in Momenten des Scheiterns, der Schwäche oder des Leidens.

Es ist eine Fähigkeit, die Menschen dabei unterstützt, mit den eigenen Unzulänglichkeiten und Herausforderungen auf eine gesunde und konstruktive Weise umzugehen.

Um eine selbstmitfühlende Haltung aufzubauen, kann die einfache Frage »Wie würde ich jetzt mit einem guten Freund oder einer Freundin umgehen?« weiterhelfen. Dieser wohlwollende und freundliche Umgang wird dann auch auf sich selbst angewendet.

Unterschied zwischen Selbstmitgefühl und Selbstmitleid

Ein häufiger Irrtum ist die Gleichsetzung von Selbstmitgefühl mit *Selbstmitleid* – auch wenn sich die Wörter im Deutschen im Wortstamm sehr ähneln. Obwohl beide Konzepte mit dem Umgang mit eigenem Leiden zu tun haben, unterscheiden sie sich grundlegend:

Selbstmitgefühl ist von einer aktiven, gesunden und konstruktiven Haltung geprägt. Es bedeutet, dem Schmerz und persönlichen Leiden mit Akzeptanz und Freundlichkeit zu begegnen, ohne sich in negativen Emotionen zu verlieren. Das Wissen, dass Leiden zum Menschsein gehört und man damit nicht allein ist, kann helfen.

Selbstmitleid hingegen fokussiert sich auf das eigene Leid in einer isolierenden und oft passiven Weise. Menschen, die im Selbstmitleid verharren, tendieren dazu, sich von anderen abzugrenzen und die eigene Situation als besonders ungerecht zu empfinden, was in der Regel Gefühle der Einsamkeit und Hilflosigkeit verstärkt.

DEFINITION UND ZENTRALE KOMPONENTEN VON SELBSTMITGEFÜHL – nach Kristin Neff

Kristin Neff definiert Selbstmitgefühl als ein dreiteiliges Konzept, das folgende Aspekte umfasst:

1. **Selbstfreundlichkeit (Self-Kindness):** Anstatt sich selbst mit Härte und Kritik zu begegnen, bedeutet Selbstfreundlichkeit, sich in schwierigen Zeiten mit Verständnis und Wärme zu begegnen.
2. **Gemeinsame Menschlichkeit (Common Humanity):** Dieses Element betont das Bewusstsein, dass Leiden und persönliche Fehler Teil der menschlichen Erfahrung sind. Anstatt sich isoliert zu fühlen, erkennt man, dass auch andere Menschen ähnliche Schwierigkeiten erleben.
3. **Achtsamkeit (Mindfulness):** Achtsamkeit im Kontext von Selbstmitgefühl bedeutet, negative Emotionen weder zu verdrängen noch zu dramatisieren. Gefühle werden klar und ausgewogen wahrgenommen, ohne sich mit ihnen zu stark zu identifizieren.

Kristin Neff, PhD, führte dabei im Rahmen ihrer Professur an der Universität von Texas (USA) zahlreiche Studien zur Wirksamkeit und zum klinischen Einsatz von Selbstmitgefühl (*self compassion*) durch. Eine gute Übersicht ihrer zahlreichen Forschungsarbeiten findet sich auf ihrer Homepage (https://self-compassion.org) und in einem Review aus dem Jahr 2023 (Neff, 2023).

Selbstmitgefühl und Achtsamkeit

Selbstmitgefühl ist eng mit dem Prinzip der Achtsamkeit verbunden. Während Achtsamkeit darauf abzielt, den gegenwärtigen Moment bewusst und ohne Urteil wahrzunehmen, erweitert Selbstmitgefühl dieses Konzept um eine emotionale Dimension: das aktive Bestreben, sich selbst in schwierigen Momenten Trost zu spenden.

Während Kristin Neff das Konzept des Selbstmitgefühls als Professorin der Psychologie intensiv beforscht hat, war es insbesondere der klinische Psychologe Christopher Germer, der dieses Konzept um die Dimension der Achtsamkeit erweitert und praktisch anwendbar gemacht hat.

Gemeinsam entwickelten Neff und Germer das strukturierte Trainingsprogramm *»Mindful Self-Compassion (MSC)«* (Neff & Germer, 2018), das Selbstmitgefühl und Achtsamkeit systematisch miteinander verbindet. Dabei betont Germer, dass Selbstmitgefühl ohne achtsame Wahrnehmung kaum möglich ist: Erst durch die bewusste, nichtwertende Hinwendung zum gegenwärtigen Moment kann Leid erkannt werden, bevor es mit Mitgefühl beantwortet werden kann.

MERKE
Ohne Achtsamkeit wäre Selbstmitgefühl kaum möglich, da es zunächst der bewussten Wahrnehmung von Leid bedarf, bevor man sich diesem mit Mitgefühl zuwenden kann.

Das von beiden entwickelte *MSC-Training* gilt als praxisnahes, wissenschaftlich fundiertes Programm, das typischerweise in acht Gruppensitzungen durchgeführt wird. Es kombiniert Meditationen, achtsamkeitsbasierte Übungen sowie erfahrungsorientierte Selbsterfahrungen, ergänzt durch kurze theoretische Inputs. Zentral ist dabei der Gruppenprozess, der das erlebnisgeleitete Lernen verstärkt und die Übungen gleichzeitig alltagsfähig macht.

Für Mütter mit Burnout-Symptomatik ist dieses Zusammenspiel von Achtsamkeit und Selbstmitgefühl dahingehend sehr hilfreich, da es nicht nur die Fähigkeit stärkt, den eigenen Schmerz wahrzunehmen, sondern auch eine liebevolle, unterstützende Haltung sich selbst gegenüber in schwierigen Situationen einzunehmen.

INFO MSC (Mindful Self-Compassion) – Training nach Kristin Neff & Christopher Germer

- **Kristin Neff** – Professorin für Psychologie, Pionierin in der Selbstmitgefühlsforschung (USA)
- **Christopher Germer** – klinischer Psychologe, Lehrbeauftragter an der Harvard Medical School, Co-Entwickler des MSC-Trainings (USA)

Kerninhalte des MSC-Trainings:

- Ein achtwöchiger, praxisorientierter Kurs kombiniert Achtsamkeit (Mindfulness) mit Selbstmitgefühl
- Aufbau: etwa acht Gruppensitzungen à ca. 2,5 Stunden plus einen vertiefenden Tag; Methoden umfassen Meditationen, vorstellungsgestützte Selbsterfahrungen und Achtsamkeitsübungen in Stille, ergänzt durch kurze Inputs zur psychologischen und neurobiologischen Basis
- Der Gruppenaustausch stärkt das erlebnisgeleitete Lernen; die Übungen sind formal strukturiert und gleichzeitig alltagstauglich

Weitere Selbstmitgefühlskonzepte für den klinisch-therapeutischen Einsatz

Compassion-Focused Therapy (CFT)

Der britische Psychologe *Paul Gilbert*, Begründer der *»Compassion-Focused Therapy« (CFT)*, definiert Selbstmitgefühl als eine »Grundgüte, verbunden mit einer tiefen Wahrnehmung des Leidens der eigenen Person und anderer Lebewesen, gepaart mit dem Wunsch und Bemühen, dieses Leiden zu lindern«. Zentral ist für ihn das Zusammenspiel dreier emotionaler Regulationssysteme im Gehirn – das Bedrohungs- oder Schutzsystem, das Antriebs- oder Belohnungssystem sowie das Beruhigungs- und Bindungssystem. Ein Ungleichgewicht dieser Systeme, insbesondere eine Überaktivität des Bedrohungssystems, kann zu Ängsten, Selbstkritik und Depression führen. Selbstmitgefühl wirkt dem entgegen, indem es sämtliche Systeme ins Gleichgewicht bringt und insbesondere das beruhigende, affiliative System stärkt. Durch Mitgefühl – sei es für andere oder sich selbst – wird emotionale Sicherheit, Ruhe und ein Gefühl von Zugehörigkeit gefördert, was nach Gilbert als zentrale psychische Heilressource gilt. Er beforschte und publizierte diese Zusammenhänge auch wissenschaftlich (Gilbert, 2019, 2020).

Mindful Parenting

Das *Mindful-Parenting-Programm* wurde von der niederländischen Professorin und Psychotherapeutin *Susan Bögels* und der amerikanischen Psychologin *Kathleen Restifo* (Bögels & Restifo, 2014) entwickelt und ist – wie der Name schon ausdrückt – speziell für Eltern konzipiert. Es wird in den Niederlanden sowohl in klinischer Behandlung als auch präventiv eingesetzt und ist wissenschaftlich evaluiert worden.

Bei diesem Programm handelt es sich um ein achtwöchiges Achtsamkeitstraining für Eltern, das auf dem MBSR-Programm von Jon Kabat-Zinn basiert. Es fördert die Selbstwahrnehmung, Selbstfürsorge und Selbstmitgefühl bei Eltern, hilft, automatische Reaktionsmuster in Erziehungssituationen zu erkennen und achtsam zu verändern. Themen sind u. a.:

- inneres Gleichgewicht und Gelassenheit in belastenden Eltern-Kind-Situationen
- liebevolle Grenzsetzung und beziehungsfördernde Konfliktgestaltung
- Wiederverbindung nach Konflikten, Beziehungstiefe und familiäres Wachstum

Mindful Compassionate Parenting

Die deutsche Adaptation des Programms läuft unter dem Titel *Mindful Compassionate Parenting (MCP)* (Quelle Webseite). Sie wurde von *Jörg Mangold* weiterentwickelt. Mangold adaptierte das Programm für den deutschsprachigen Raum, ergänzt es um Aspekte der Selbstfürsorge in der modernen erzieherischen Lebenswelt und brachte dazu das populäre Elternbuch *Wir Eltern sind auch nur Menschen. Selbstmitgefühl zwischen Säbelzahntiger und Smartphone* (Mangold, 2018) heraus. MCP wird in Fortbildungen für Fachpersonen (z. B. Erziehungsberatung, Therapeut:innen, MBSR/MSC-Lehrende) vermittelt, versehen mit neurowissenschaftlichem Hintergrundwissen und praktischen Anwendungen für Elternalltag sowie Elternstress.

MERKE Klinische Programme zur Förderung von Selbstmitgefühl

- **Mindful Self-Compassion (MSC)** – Kristin Neff, Christopher Germer
- **Compassion-Focused Therapy (CFT)** – Paul Gilberg
- **Mindful Parenting** – Susan Bögels und Kathleen Restifo
- **Mindful Compassionate Parenting (MCP)** – Jörg Mangold

Neurobiologische Grundlagen von Selbstmitgefühl und Wohlbefinden

Dopamin und Oxytocin spielen eine zentrale Rolle für das menschliche Wohlbefinden, indem sie unterschiedliche, sich ergänzende Funktionen erfüllen. Während Dopamin die Motivation steigert, sich positiven Reizen und Situationen zuzuwenden, trägt Oxytocin über die Dämpfung von Angst und Stress wesentlich dazu bei, soziale Nähe und Bindung zu ermöglichen (Kirsch et al., 2005; Carter, 2014). Beide Systeme wirken somit gemeinsam an der Entstehung positiver emotionaler Erfahrungen mit und bilden eine neurobiologische Grundlage für Wohlbefinden. Oxytocin scheint dabei seine Wirkung unter anderem durch eine Modulation der Amygdala zu entfalten. So zeigte Kirsch in seiner einflussreichen Studie aus dem Jahr 2005 (Kirsch et al., 2005), dass die intranasale Gabe von Oxytocin bei männlichen Probanden zu einer reduzierten Amygdala-Aktivierung während der Betrachtung angstauslösender Bilder führte. Dies wurde mit funktioneller Magnetresonanztomografie nachgewiesen und deutet auf eine angstlindernde Wirkung von Oxytocin hin. Inzwischen konnte dieser Befund in einer Vielzahl von Studien repliziert werden, was die Robustheit des Effekts unterstreicht.

Darüber hinaus wird diskutiert, dass eine Dysfunktion des Oxytocin-Systems mit psychiatrischen Störungen in Verbindung stehen könnte. Kirsch (2015) hebt hervor, dass Oxytocin eine zentrale Rolle bei sozialen und emotionalen Prozessen spielt und somit Implikationen für verschiedene psychiatrische Erkrankungen hat.

Therapeutisch betrachtet zeigen pharmakologische Ansätze wie die Gabe von Dopamin-Vorläufern oder Oxytocin bisher keine nachhaltigen Effekte. Erfolgversprechender sind dagegen erlebnis- und verhaltensbasierte Interventionen, die gezielt Hirnareale aktivieren und dadurch die Ausschüttung von Dopamin und Oxytocin regulieren können (Kirsch & Ditzen, 2022). Auf diese Weise lässt sich erklären, warum Psychotherapie im Allgemeinen und insbesondere Selbstmitgefühlsinterventionen im Speziellen nicht nur auf einer psychologischen, sondern auch auf einer neurobiologischen Ebene wirksam sind und zu Wohlbefinden relevant beitragen (Kim et al., 2014).

MERKE

Dopamin fördert Motivation, Oxytocin reduziert Angst und ermöglicht Bindung; beide Systeme bilden die Grundlage für Wohlbefinden. Selbstmitgefühlsinterventionen sprechen diese Systeme direkt an und haben somit auch neurobiologisch begründbar großes Potenzial.

Wieso ist Selbstmitgefühl speziell für Mütter so hilfreich?

> *»Es ist nicht die perfekte Anpassung der Mutter, die das Kind stark macht, sondern es sind die kleinen Frustrationen und die Art, wie Mutter und Kind diese gemeinsam bewältigen.«*
>
> *Donald W. Winnicott*

Der Gedanke, dass eine *»gute Mutter«* sich vollständig für ihr Kind aufopfern muss, ist ein kulturell tief verwurzeltes Ideal. In der deutschen Sprache – nicht im Englischen oder Skandinavischen – gibt es außerdem ein Wort für das Gegenteil: *»die Rabenmutter«*.

Der britische Kinderarzt und Psychoanalytiker Donald Winnicott (1896–1971) (Winnicott, 2017) prägte schon in den 1950er- und 60er-Jahren den Begriff der »good enough mother« (»gut genug Mutter«). Er betont, dass es nicht die perfekte, fehlerlose Mutter ist, die ein Kind gesund aufwachsen lässt, sondern die Mutter, die emotional präsent ist und sich selbst erlaubt, menschlich und unvollkommen zu sein. Dieser Ansatz kann Mütter von der Illusion, immer »alles richtig« machen zu müssen, entlasten. Die Realität sieht aber häufig anders aus und innerer wie gesellschaftlicher Druck, alles »richtig« und »möglichst gut« zu machen, belastet viele Mütter.

Hinzu kommt, dass der Alltag vieler Mütter – gerade mit kleinen Kindern – voller Herausforderungen ist, die eine gute Emotionsregulationsfähigkeit voraussetzen. Wiederkehrende Trotzanfälle, nächtliche Schlafunterbrechungen, häufige Missgeschicke wie umgestoßene Gläser oder beschädigte Kleidung – all das kann Eltern an ihre Belastungsgrenzen bringen. In Phasen der emotionalen und körperlichen Erschöpfung oder gar einem voll ausgeprägten Burnout werden diese »Kleinigkeiten« nicht selten als überwältigend erlebt. Neurobiologischer Hintergrund für diese Phänomen ist, dass die Fähigkeit zur guten Emotionsregulation für das Kind – und auch für sich selbst – unter chronischer Erschöpfung und Stress stark eingeschränkt ist. Zwar wissen viele Mütter, dass ein liebevoller, unterstützender Umgang mit dem Kind in solchen Situationen ideal wäre, doch unter realen Bedingungen rutschen sie nicht selten in Reaktionen wie Ungeduld, Lautwerden oder Rückzug.

Wie kann Selbstmitgefühl zur Hilfe im Alltag und bei Belastung werden?

Selbstmitgefühl bedeutet – wie oben ausführlich erläutert –, sich selbst in schwierigen Momenten mit Verständnis, Wärme und innerer Unterstützung zu begegnen, so wie man es einer guten Freundin gegenüber tun würde.

Ein erster Schritt bei Herausforderungen im Alltag kann nun sein, sich innerlich zunächst selbst zur Seite zu stehen, die eigenen Grenzen wahrzunehmen und anzuerkennen, dass Erziehung kein perfekter Prozess ist, sondern ein zutiefst menschlicher, mit Höhen und Tiefen.

Wenn nun ein Wutanfall des Kindes eskaliert und man selbst übermüdet oder erschöpft ist, kann ein mitfühlender innerer Dialog sehr entlastend wirken.

Dieser könnte z. B. lauten:

> »Das ist gerade wirklich herausfordernd für dich. Du hattest kaum Schlaf, und jetzt verlangt dein Kind gerade alles von dir. Du darfst dir einen Moment für dich nehmen und erst mal tief durchatmen.«

Dieser Schritt der Selbstzuwendung wirkt nicht nur deeskalierend, sondern stärkt langfristig auch das emotionale Gleichgewicht der Frau. Außerdem legt eine Mutter, die in der Lage ist, sich selbst mit Mitgefühl zu begegnen, auch den Grundstein für eine feinfühlige und stabile Beziehung zum Kind.

Für Frauen mit schon ausgeprägter Burnout-Symptomatik kann das Einüben solcher Selbstmitgefühlspraktiken ein zentraler Bestandteil der Regeneration sein.

MERKE

Die Entwicklung von Selbstmitgefühl ist ein hilfreicher Weg, sich sowohl selbst zu stärken als auch den Grundstein für eine feinfühlige und stabile Beziehung zum Kind und zu anderen Menschen herzustellen. Gleichzeitig schützt Selbstmitgefühl vor chronischer Überforderung und trägt zur nachhaltigen emotionalen Stabilisierung bei.

Wie Selbstmitgefühl auch zur elterlichen Vorbildfunktion wird

Viele Eltern fragen sich, wie sie ihren Kindern Orientierung geben können und gleichzeitig freundlich mit sich selbst bleiben – besonders, wenn Fehler passieren oder Grenzen gesetzt werden müssen. Entscheidend ist: Kinder lernen nicht nur durch Worte, sondern vor allem durch Beobachtung.

Wenn Eltern im Umgang mit eigenen Fehlern selbstkritisch oder abwertend mit sich sprechen, übernehmen Kinder diese Haltung oft. Begegnen sie sich jedoch mit Verständnis und Nachsicht, erleben Kinder, dass Fehler zum Menschsein gehören und kein Grund für Selbstverurteilung sind. Gerade in schwierigen Momenten entsteht so eine große Chance: Anstatt Perfektion zu erwarten, zeigen Eltern damit, wie man mit Unvollkommenheit gesund umgehen kann.

Ein kurzer innerer Dialog wie *»Das war nicht ideal, aber menschlich. Ich darf daraus lernen, ohne mich schlecht zu machen«* entlastet nicht nur die Eltern, sondern wirkt auch stärkend auf das Kind. So wird Selbstmitgefühl nicht nur zu einem persönlichen Schutzfaktor, sondern auch zu einem wichtigen Signal: Fehler sind erlaubt, und Eltern dürfen freundlich mit sich selbst umgehen. Kinder, die das erleben, entwickeln später mehr Resilienz und Mitgefühl – sowohl für sich selbst als auch für andere.

Praxisanwendung: Kurzintervention

In stressreichen Situationen kann manchmal schon ein einfacher Selbstmitgefühlssatz helfen, wie zum Beispiel:

- »Es ist menschlich, nicht perfekt zu sein.«
- »Ich darf freundlich mit mir sein.«
- »Ich gebe mein Bestes – das reicht.«

Solche Sätze wirken beruhigend, schaffen innere Klarheit und zeigen Kindern zugleich, wie man auch in schwierigen Momenten liebevoll mit sich selbst bleibt.

Selbstmitgefühl als Grundlage für eine verbesserte Mutter-Kind-Interaktion – auch aus neurobiologischer Sicht

Ein Blick auf neurobiologische Zusammenhänge macht deutlich, weshalb Selbstmitgefühl nicht nur für die Mutter selbst gut ist und auch nicht nur im Sinne einer guten Vorbildfunktion hilfreich. Selbstmitgefühl bei den Müttern wirkt sich auch ganz direkt positiv auf die anderen Familienmitglieder aus, insbesondere auf die Kinder, aber auch den Partner, da durch Oxytocin-Stimulierung auch sogenanntes Caring- bzw. Kümmer-Verhalten verstärkt und somit die Eltern-Kind-Interaktion positiv beeinflusst wird.

So gilt Oxytocin als ein zentraler neurobiologischer Mechanismus für Mitgefühl, da es die Auffälligkeit (saliency) von Distress-Signalen verstärkt und so »prosoziale Reaktionen« – auch bei Konflikten – unterstützt (Ditzen et al., 2009; Kučerová et al., 2023). Das bedeutet, dass Oxytocin in der Regel dazu beiträgt, Probleme bei anderen besser wahrzunehmen und Kümmer-Verhalten auszulösen. Kučerová et al. betonen dabei, dass Oxytocin nicht isoliert wirkt, sondern in Abhängigkeit von sozialen Kontexten und individuellen Faktoren wie Bindungsstil oder Persönlichkeit ist. Dadurch lassen sich sowohl förderliche als auch hemmende Effekte auf fürsorgliches Verhalten erklären.

Besonders deutlich wird die Bedeutung von Oxytocin in der frühen Eltern-Kind-Beziehung. Gordon et al. (2010) konnten zeigten, dass Oxytocin-Spiegel bei Müttern und Vätern in den ersten Monaten nach der Geburt stabil ansteigen und miteinander korreliert sind. Dabei gingen erhöhte Werte bei Müttern mit stärkerem »affectionate parenting« einher, also liebevollen Verhaltensweisen wie sanfte Berührungen, positive Emotionen und »Motherese«-Sprechweise. Bei Vätern hingegen waren höhere Oxytocin-Spiegel mit stimulierendem Spiel, taktiler Stimulation und Objektpräsentationen verbunden. Diese geschlechtsspezifischen Muster verdeutlichen, dass Oxytocin zwar für beide Elternteile bedeutsam ist, aber unterschiedliche Ausdrucksformen von Fürsorge unterstützt.

Auch Feldman et al. (2010) bestätigten den engen Zusammenhang zwischen Oxytocin und elterlichem Fürsorgeverhalten. Sie konnten zeigen, dass natürliche Unterschiede in mütterlicher und väterlicher Fürsorge systematisch mit Oxytocin-Veränderungen nach Eltern-Kind-Kontakt verbunden sind und so die Bindung stärken. Ditzen et al. (2009) konnten in einer RCT-Studie an 47 Paaren einen deutlichen positiven Effekt auf Konflikte bei Paaren nach intranasaler Oxytocin-Gabe nachweisen – in Übereinstimmung mit Studien aus dem Tierreich, wo Oxytocin auch »pair bonding behavior« begünstigt.

Der Neurotransmitter Serotonin ergänzt Dopamin (Motivation) und Oxytocin (Bindung) durch eine regulierende Komponente für elterliches Fürsorgeverhalten und Wohlbefinden (Grieb & Lonstein, 2022). Es stabilisiert Stimmung und Impulskontrolle, reduziert Reizbarkeit und Angst und hilft dabei, gelassener und feinfühliger auf das Kind zu reagieren. In Wechselwirkung mit Oxytocin beeinflusst Serotonin insbesondere Stillverhalten, Stressbewältigung und Angstsymptome nach der Geburt (Pawluski & Lonstein, 2019) und trägt so wesentlich zur Qualität der Eltern-Kind-Beziehung und zum elterlichen Wohlbefinden bei. Mit diesem Wissen wird auch klar, wieso depressive Mütter – und eben auch solche mit Burnout-Symptomatik – zum Teil erhebliche Schwierigkeiten beim Aufbau einer guten Beziehung zum Kind haben. Sie berichten oft, sehr darunter zu leiden, sich »nicht verbunden« zu fühlen. Umso wichtiger ist für Mutter – und Kinder! –, dass Burnout-Zustände ernst genommen und behandelt werden.

MERKE

- Insgesamt verdeutlicht die Forschung, dass Oxytocin ein Schlüsselfaktor für Mitgefühl und Fürsorge-Verhalten ist.
- Serotonin scheint in diesem Kontext eine regulierende Komponente für Wohlbefinden und Fürsorgeverhalten einzunehmen.
- Für die Kinder und Familien von Müttern mit Burnout-Symptomatik bedeuten diese Zusammenhänge, dass es nicht nur für die Frauen selbst, sondern auch für die restlichen Familienmitglieder hilfreich ist, wenn Selbstmitgefühl praktiziert wird.

Selbstmitgefühlsimaginationen speziell für Mütter

Zum Erlernen und Praktizieren von Selbstmitgefühl hat sich in der Praxis das regelmäßige Anhören und Erleben von angeleiteten Imaginationen sehr bewährt. Im nächsten Kapitel werden *10 ausgewählte Imaginationen – speziell für Mütter* – vorgestellt und in den gesamten Therapieprozess in die jeweils passenden Stellen integriert.

Die dabei ausgewählten Selbstmitgefühlsimaginationen greifen besonders die Kernaspekte von Selbstfreundlichkeit und Achtsamkeit auf – zwei der drei von Kristin Neff beschriebenen Faktoren. Den dritten Aspekt, das gemeinsame Menschsein (common humanity), ist dabei bewusst nur zurückhaltend integriert oder wurde im Gegensatz zu der ursprünglichen Fassung weggelassen.

Der Grund besteht darin, dass gerade bei Müttern der Vergleich mit anderen – im Sinne von »Den anderen geht es auch schlecht« – häufig nicht zu Entlastung führt, sondern im Gegenteil oft den eigenen Druck verstärkt. Ein typischer automatischer

Gedanke ist hier »Andere schaffen es aber besser als ich«. Deshalb kann ein expliziter Hinweis auf andere Menschen bzw. Mütter, die auch leiden, kontraproduktiv wirken. In den Übungen und therapeutischen Kurzinterventionen ist dieser Aspekt daher zurückhaltend oder gar nicht aufgeführt.

MERKE

Regelmäßiges Üben von Selbstmitgefühl ist wichtig. Imaginationen eignen sich dafür gut. Mit der Fokussierung auf die beiden Bereiche »Achtsamkeit« und »Selbstfreundlichkeit« bewahren die Übungen ihre entlastende Kraft, ohne den typischen Vergleichsdruck unter Müttern zu verstärken.

Die Imaginationen eröffnen Müttern einen geschützten Raum, in dem Selbstfreundlichkeit und Achtsamkeit als zentrale Haltung erlebbar werden. So kommt eine Mutter von zwei Kindern am Ende ihrer ambulanten Psychotherapie zu dem Schluss:

> »Ich habe gelernt, viel freundlicher und liebevoller mit mir selbst umzugehen. Das tut sowohl mir selbst sehr gut, aber auch meinen Kindern.«

3.3 Die Macht der Ressourcenförderung

Es herrscht heute in praktisch allen Therapieverfahren darüber Einigkeit, dass die Aktivierung vorhandener Ressourcen ein besonders wirksames Instrument in der Psychotherapie darstellt.

In der bekannten Metaanalyse von Klaus Grawe wurde systematisch aufgezeigt, dass Ressourcenaktivierung – ebenso wie die Problemaktualisierung und die therapeutische Beziehung – einer der zentralen Wirkfaktoren der Psychotherapie ist (Grawe, 1994 et al., 2000). Gassmann und Grawe konnten in ihrer Studie von 2006 allerdings auch zeigen, dass die Problemaktivierung allein nur dann therapeutische Wirkung entfaltet, wenn sie mit einer umfassenden Ressourcenaktivierung kombiniert wird (Gassmann & Grawe, 2006). Dieses therapeutische Vorgehen ist mittlerweile auch Standard im Bereich der Traumatherapie (Reddemann, 2001; Sack, 2010). Eine Metaanalyse (Munder et al., 2019), die Studien unterschiedlicherer Therapieverfahren miteinander vergleicht, zeigt, dass sogenannte resource-focused treatments (RFT) (= Ressourcen-fokussierende Behandlungen) sowohl in der kognitiven Verhaltenstherapie als auch in psychodynamischen Psychotherapieverfahren einen Vorteil in der Effektivität bringen. Der Vorteil erwies sich als besonders deutlich bei hypnotherapeutisch-systemischen Interventionen als Erweiterung der kognitiven Verhaltenstherapie.

Genau diese wirkungsvolle Kombination aus moderner, ressourcenorientierter Verhaltenstherapie und Hypnotherapie bildet das Kernstück meines Therapieansatzes.

Was bedeutet Ressourcenaktivierung?

»Ressource« im psychotherapeutischen Kontext lässt sich vermutlich am besten mit dem Begriff »Kraftquelle« übersetzen. Kraftquellen helfen dem Individuum – ob nun gesund oder krank – mit Belastungen des Lebens umzugehen. Außerdem lassen sie das Individuum sich lebendig und energievoll fühlen und tragen relevant zu seiner Resilienz bei.

Einige wichtige Ressourcenbereiche:

- **Hilfreiche Personen** (z. B. Bezugspersonen, Freunde, Kinder)
- **Tiere** (u. a. Haustiere, Tierbeobachtung oder Kontakt zu Tieren)
- **Sichere oder angenehme Orte** (z. B. Wohlfühlplätze in der Natur, Plätze im eigenen Zuhause, an denen man sich besonders wohl fühlt)
- **Persönliche Stärken oder Charaktereigenschaften** (z. B. Optimismus, Selbstvertrauen, Zuversicht, gutes Organisationstalent)
- **Angenehme bzw. entspannende bzw. belebende Aktivitäten** (z. B. Sport, Spielen, Kultur; auch alle »Hobbys« zählen zu diesem Bereich)
- **Musik** (Musizieren, Singen oder Musikhören)
- **Spirituelle/religiöse Erfahrungen oder Haltungen**
- **Körperliche Nähe/Intimität**
- **Frühere erfolgreiche Problembewältigungserfahrungen** – gerade aus Zeiten großer Herausforderungen – und **positive Erinnerungen**
- **Visionen, Träume und Ziele** (z. B. motivierende Pläne)

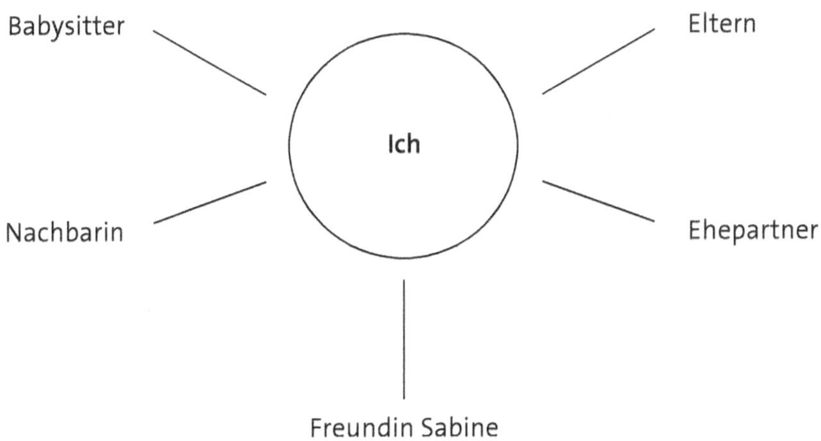

Abb. 3-1: Das soziale Netz

Besonders hervorzuheben ist unter den aufgeführten Ressourcen die *Bedeutung der unterstützenden Menschen im persönlichen Umfeld* – auch bekannt unter dem Begriff *»soziales Netz«* (→ Abb. 3-1). Wie der Ausdruck schon zeigt, dient ein »soziales Netz«

dazu, uns in guten wie auch in schlechten Zeiten zu »tragen« und »vor dem Fall« zu bewahren. Für die meisten Menschen ist es sehr angenehm, positive Gefühle, wie Freude oder Stolz, in Gemeinschaft zu erleben und dadurch häufig noch zu verstärken. Belastende Emotionen, wie Trauer, Einsamkeit und Angst, lassen sich dagegen durch das Teilen oft abschwächen.

Wie wichtig ein tragendes soziales Netz ist, wird oft erst in Belastungszeiten für das Individuum sichtbar. Dabei geht es weniger um die reine Menge der Kontakte als eher um die Qualität der Beziehungen.

Für Mütter mit Burnout-Symptomatik ist ein gutes soziales Netz gleich doppelt hilfreich – als Unterstützungssystem für konkrete Hilfe (z.B. bei der Betreuung und Versorgung der Kinder) sowie als emotionale Unterstützungsform. Das Teilen von Erfahrungen ist ganz essenziell und kann sehr entlastend wirken.

Mit Hilfe von Arbeitsblatt 5 können sich Frauen ihr persönliches Netz vergegenwärtigen.

Kommt es über einen längeren Zeitraum zu einem Ungleichgewicht aus Belastungserleben und Ressourcenaktivierung, so entsteht zunächst »Dauerbelastung« und schließlich »Krankheit«.

Bei einer Burnout-Symptomatik ist »die Waage« schon länger ungünstig in Schieflage. Diese bildhafte Sprache und auch die Visualisierung am Flipchart mit dem *Bild der Waage* ist hilfreich für die Betroffenen und unterstützt sie dabei, zunächst ein besseres Verständnis für die individuelle Situation zu bekommen (→Abb. 3-2). Dabei soll ein möglichst objektiver Blick auf die Situation ermöglicht werden – ohne Selbstvorwürfe oder ungünstige Vergleiche mit anderen.

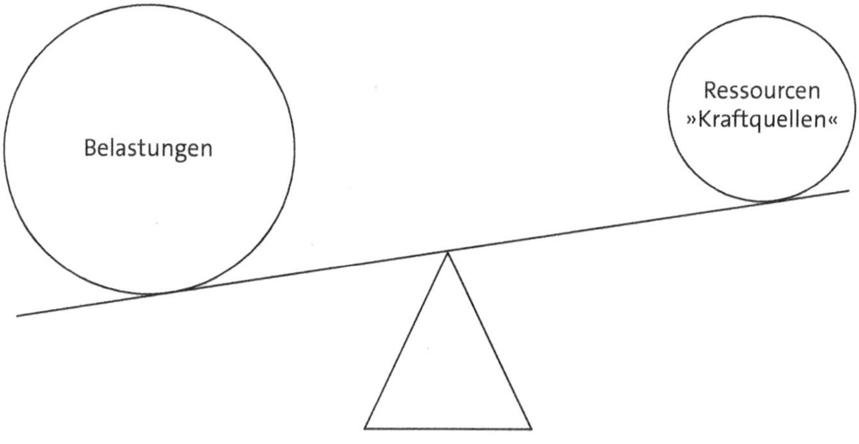

Abb. 3-2: Die Belastungs-Ressourcen-Waage in Schieflage

In der Traumatherapie ist dieses Verfahren seit Langem etabliert: Das Instrument des *Belastungs-Ressourcen-Diagramms* (→Abb. 3-3) *bzw. der Lebenslinie* (auch bekannt als *Trauma- und Ressourcen-Landkarte*) hilft Betroffenen, Belastungsereignisse chronologisch auf der Lebenslinie darzustellen und gleichzeitig vorhandene Ressourcen sichtbar zu machen. Im Traumatherapiebereich ist inzwischen unumstritten, dass nicht allein die Konfrontation mit belastenden Inhalten für eine Linderung der Symptomatik notwendig ist, sondern auch die Verankerung und Stärkung individueller Ressourcen – etwa unterstützende Beziehungen, kreative Ausdrucksformen, Selbstwirksamkeitserlebnisse oder auch körperorientierte neue Erfahrungen. Dabei geht es nicht darum, die Belastungen oder Traumatisierungen »schönzureden«, sondern ihnen passende Ressourcen gegenüberzustellen – sei es durch therapeutischen Austausch, das Niederschreiben von Erfahrungen oder die Erinnerung an unterstützende Menschen oder Momente. Dies mildert den Leidensdruck und erzeugt ein Gefühl von Selbstwirksamkeit. Das Resultat ist häufig die Erkenntnis: *»Unglaublich! Das habe ich schon alles bewältigt!«*

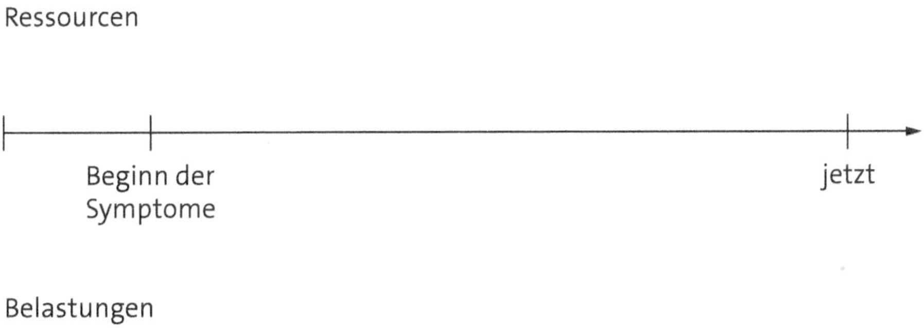

Abb. 3-3: Das Belastungs-Ressourcen-Diagramm

> **WICHTIG**
> Heute ist in den meisten Therapieschulen und bei vielen Indikationen die gezielte Ressourcenförderung von Menschen mit psychischer Erkrankung ein essenzieller Bestandteil des Therapieprozesses. Bei Traumatherapien ist die Ressourcenaktivierung zwingend erforderlich. Ziel ist u. a. die Stärkung von Selbstwirksamkeitserfahrungen.

Warum ist Ressourcenförderung gerade für Mütter mit Burnout so wichtig?

Der ressourcenorientierte Ansatz erweist sich besonders in der Behandlung von Müttern mit Burnout-Symptomatik als wertvoll – und dies aus mehreren Gründen. Mütter, die chronisch erschöpft und belastet sind, befinden sich häufig schon sehr lange – manchmal sogar Jahrzehnte – in einem Zustand chronischer Überlastung, bei gleichzeitigem Mangel an Ressourcenaktivierung. Sie setzen ihre Kraft oft über lange Zeiträume hinweg für andere ein – für Kinder, Partner, weitere Angehörige –, ohne gleichzeitig darauf zu achten und aktiv Zeit dafür aufzubringen, regelmäßig eigene Kraftquellen zu pflegen.

Hier setzt der ressourcenorientierte Therapieansatz gezielt an: Er lenkt die Aufmerksamkeit weg von Defiziten, Symptomen oder weiteren »To-dos« (auch solchen im Rahmen der Therapie), hin zu dem, was bereits tragfähig, stabilisierend und unterstützend vorhanden ist. Diese Ressourcen sind allerdings oft im Moment nicht spontan zugänglich und müssen daher erst aktiviert werden.

So kann z.B. die Rückbesinnung auf persönliche Stärken, frühere Bewältigungsstrategien, tragende Beziehungen oder kreative Ausdrucksmöglichkeiten einen echten Wendepunkt für die Betroffenen darstellen. *Das Erleben von Selbstwirksamkeit und innerer Handlungsfähigkeit* sind entscheidende Elemente auf dem Weg zu Genesung.

Auf Arbeitsblatt 2 dürfen Betroffene gleich zu Therapiebeginn eine Übersicht ihrer Ressourcen erstellen. Zwei weitere Arbeitsblätter wurden speziell für diesen Kontext und die Arbeit mit Müttern entwickelt: Arbeitsblatt 3 (»Belastungs-Ressourcen-Waage«) sowie Arbeitsblatt 4 (»Belastungs-Ressourcen-Lebenslinie«). Beide dienen dem besseren Verständnis der individuellen Situation und damit zugleich der Förderung von Akzeptanz bei den Betroffenen selbst. Akzeptanz ist eine wichtige Voraussetzung dafür, dass nachhaltige persönliche Veränderungen überhaupt möglich werden.

FALLBEISPIEL

Frau S. (43 Jahre, Pflegefachkraft, drei schulpflichtige Kinder) suchte Hilfe bei ausgeprägter Erschöpfung, Schlafstörung und Rückzugstendenzen. Persönliche Belastungsfaktoren waren bei Therapiebeginn die Doppelbelastung von Familien und beruflicher Pflegeaufgabe, akute Konflikte im familiären Alltag und frühere traumatische Verlusterfahrungen mit dem Verlust eines Elternteils, als sie selbst noch minderjährig war. Sie hatte damals in ihrer Ursprungsfamilie schon in jungem Alter begonnen, viele Familienaufgaben für ihre jüngeren Geschwister zu übernehmen. Die Verantwortung und Pflege für nahestehende Menschen beherrschten damit schon ca. 30 Jahre lang ihr Leben.

Im Rahmen der Therapie erstellte sie gemeinsam mit der Therapeutin eine *Lebenslinie in Form eines Ressourcen-Belastungs-Diagramms,* auf der sie belastende Ereignisse chronologisch auftrug – etwa den Tod eines Elternteils, Konfliktsituationen während der Pflegezeit und die akute Rolle als Alleinverdienerin. Gleichzeitig notierte sie dazu jeweils die zum jeweiligen Zeitpunkt relevanten Ressourcen, z. B.: enge Freundinnen, die regelmäßige emotionale Unterstützung anboten, die Erfahrung, schon früher mehrfach anspruchsvolle Projekt erfolgreich gemeistert zu haben und kreative Ausdrucksmöglichkeiten und Naturverbundenheit, wie Tanzen und das Beobachten von Pflanzen und Tieren im eigenen Garten.

Durch diese Gegenüberstellung konnte Frau S. erkennen, dass sie bereits mehrfach Belastendes erfolgreich bewältigt hatte und dass ihre persönlichen Kompetenzen,

soziale Beziehungen und kleine persönliche Freiräume Kraftquellen darstellen, die auch jetzt mobilisiert werden können.
Im weiteren Therapieverlauf setzte sie regelmäßig Ressourcenübungen ein: kurze imaginative Sequenzen, Tagebucheinträge zu glücklichen Momenten, gezielte Kontaktaufnahme zu unterstützenden Menschen, kreative Übungen zur Selbstfürsorge. All dies führte dazu, dass sich ihre psychische Stabilität und auch körperliche Situation deutlich verbesserte – obwohl sich die objektiven äußeren Belastungsfaktoren zunächst nicht änderten.
Nach wenigen Monaten berichtete sie:
»Ich empfinde wieder ein Gefühl von Handlungsfähigkeit – obwohl morgens noch der gleiche Stress auf mich wartet, habe ich mehr inneren Halt. Ich fühle mich weniger ausgeliefert.«

Das Fallbeispiel zeigt exemplarisch: Neue Stabilität und psychische Resilienz können entstehen, ohne dass sofort auch äußere Umstände verändert werden müssen. Ressourcenförderung ergänzt Belastung durch gezielte Aktivierung tragfähiger Kräfte und schafft so die Grundlage für eine langsame innere Neuausrichtung.

Ressourcenförderung und Selbstfürsorge

Ressourcenförderung und Selbstfürsorge stehen in einem engen, wechselseitigen Verhältnis. Es lässt sich sagen: Selbstfürsorge ist eine aktive Form der Ressourcenaktivierung. Während Ressourcen im therapeutischen Sinne als innere oder äußere Kraftquellen beschrieben werden, bezieht sich Selbstfürsorge auf das bewusste Verhalten, das darauf abzielt, diese Quellen zu nähren, zu schützen und zu nutzen.

So ist z.B. eine tragende Freundschaft eine soziale Ressource. Das bewusste Gespräch mit der Freundin oder dem Freund zu suchen, um sich zu entlasten, ist dagegen als Akt der Selbstfürsorge einzuordnen. Ebenso ist ein erholsamer Spaziergang im Wald nicht nur ein Ressourcenort, sondern auch eine gewählte Handlung der Selbstfürsorge, um mentale Kraft aufzubauen.

Speziell für Mütter gibt es für die bewusste Selbstfürsorgezeit den besonders in den sozialen Medien mittlerweile üblichen Begriff der »Me-Time«. Dass es für diesen Bereich inzwischen einen eigenen Namen gibt – wenn auch nur einen englischen –, ist sicher als Fortschritt zu werten. Ob die »Me-Time« aber auch im Alltag vieler Mütter ankommt, ist dabei natürlich noch eine andere Frage.

Das Arbeitsblatt 11 ist zur Anregung von Selbstfürsorge in Form bewusster Pausen konzipiert. Arbeitsblatt 12 gibt Müttern einen ersten Überblick über Me-Time-Möglichkeiten in ihrem Leben.

MERKE
Selbstfürsorge ist die aktive Form der Ressourcenaktivierung. »Me-Time« ist ein mittlerweile besonders in den sozialen Medien fest etablierter Begriff speziell für die Selbstfürsorgezeit von Müttern.

»Nurture your child by caring for yourself.« (Susan M. Pollak)

Für Mütter mit Burnout-Symptomatik ist das Wiedererlernen von Selbstfürsorgestrategien ein zentrales therapeutisches Element. Viele Frauen beschreiben, in ihrem System oft im Gefühl zu leben, quasi »keine Berechtigung« zu haben, auf sich selbst zu achten. Außerdem wird in so gut wie allen Fällen »fehlende Zeit« als Hauptargument aufgeführt, warum die Pflege von sich selbst (äußerlich und innerlich) oft so vernachlässigt wird.

Der ressourcenorientierte Ansatz hilft hier, zunächst *die Selbstfürsorge überhaupt zu legitimieren* – und zwar nicht als Akt des Egoismus, sondern als notwendige Voraussetzung, um langfristig für andere da sein zu können.

Auch besteht bei vielen Müttern eine tiefe Verunsicherung – einhergehend mit Schuld- und Schamgefühlen –, ob »Selbstfürsorge« nicht zugleich mit »Vernachlässigung« einhergeht. Dabei besteht insbesondere die Sorge, sie könnten die emotionalen Bedürfnisse der Kinder weniger beachten und ihnen damit womöglich sogar psychischen Schaden zufügen.

Vielen Frauen hilft dann zu hören, dass auch aus der allgemeinen Burnout-Forschung und -Therapie seit Jahrzehnten bekannt ist, dass »ausgebrannte Helfer« schlichtweg nicht mehr »gut« im Helfen sind. Somit ist der Weg zur Wiederherstellung der »Wirksamkeit im Äußeren« in der Regel der der »Wiederherstellung des Funktionierens im Inneren«.

Die amerikanische Psychologin und Autorin Susan M. Pollak bringt diesen Zusammenhang in ihrem Buch *Self-Compassion for Parents* (Pollak, 2019) in einem Satz schön auf den Punkt: *»Nurture your child by caring for yourself«* (Erziehe dein Kind, indem du für dich selbst sorgst).

THERAPEUTISCHER HINWEIS
Mütter mit Burnout brauchen häufig klare, wertschätzende Erlaubnis von außen, sich selbst wieder als wichtig zu betrachten. Schuldgefühle und Selbstvorwürfe können sonst jede begonnene Selbstfürsorge sofort lähmen. Die therapeutische Aufgabe besteht darin, diesen inneren Widerstand behutsam zu benennen und umzuformen – hin zu einem neuen Selbstverständnis.
Es geht darum, im Interesse der Kinder gut für sich selbst zu sorgen.

Wie in der Erläuterung zum Burnout-Zyklus von Freudenberger schon thematisiert wurde, erleben viele Mütter, die sich in einem Zustand chronischer Überforderung befinden, ihren Alltag und ihr Leben als *»reines Funktionieren«* oder *»Durchhalten«*. Die Verbindung zu den eigenen Gefühlen, Bedürfnissen oder eben auch inneren Kraftquellen fehlt dann oft komplett.

Wie aber kann es gelingen, hier eine neue Wendung zu erzeugen und sich auf den Weg zu machen, »gut für sich selbst zu sorgen«?

FALLBEISPIEL

Frau K. (40 Jahre, 2 Kinder) erzählt:

»Jahrelang hatte ich das Gefühl, einfach nur zu funktionieren. Ich fühlte mich oft wie eine Hülle, die allen Aufgaben nachkam – viele Stunden am Tag. Und oft ohne, dass man von außen gesehen hätte, dass etwas nicht stimmt. Innerlich war alles leer. Unsere Abende, wenn ich die Kinder ins Bett brachte, waren geprägt von Streit, Diskussionen, Regeln und Drohungen – nicht von Nähe, Liebe oder Entspannung. Ich litt sehr darunter, aber ich konnte es nicht ändern. Es war sehr deutlich, dass ich schon lange weder meinen Kindern noch mir selbst gerecht wurde – und das, obwohl ich sie so sehr liebte.«

In der therapeutischen Arbeit mit Frau K. wurde deutlich: Erst als sie wieder einen bessern Kontakt zu sich selbst herstellen konnte, indem sie lernte, ihre eigenen Bedürfnisse und auch Ressourcen wahrzunehmen, zu respektieren und zu nähren, veränderte sich auch die Atmosphäre in der Familie. Die Abende verliefen langsam wieder mit weniger Druck, weniger Eskalation und mehr Raum für liebevolle Begegnung. Die Kinder nahmen die Veränderung deutlich wahr und reagierten spürbar ruhiger. Die Folge war, dass sie weniger erzieherisches Eingreifen bedurften, was wiederum entlastend für Frau K. war. Die Veränderung im Inneren der Mutter übertrug sich unmittelbar auf das äußere Beziehungsgeschehen – ganz ohne direktes Eingreifen auf der Verhaltensebene in der Eltern-Kind-Interaktion.

Das Fallbeispiel soll die klinische Erfahrung untermauern, dass es häufig auch zu positiven Veränderungen auf der Beziehungsebene »im Äußeren« kommt, wenn »im Inneren« eine gelingende Selbstfürsorge stattfindet.

Wichtig ist dabei, den Patientinnen diesen Zusammenhang ausdrücklich und empathisch zu erklären und sie aktiv zur Selbstfürsorge zu ermutigen – und das auch dann, wenn die Zeit knapp ist. Denn gerade bedeutsame Aspekte sollten entsprechend hoch priorisiert werden!

MERKE

Selbstfürsorge ist kein Rückzug aus der Beziehung, sondern ist oft der Schlüssel zu neuen, tragfähigen Verbindungen – im nahen Umfeld und auch im erweiterten sozialen Netz.

Die Rolle der Ressourcenförderung in der siebenstufigen Therapiepyramide

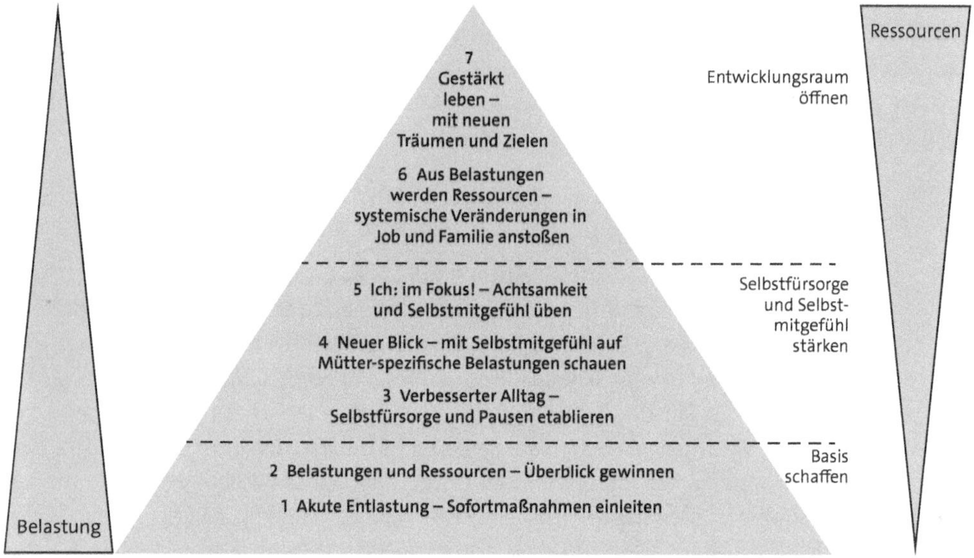
7
Gestärkt
leben –
mit neuen
Träumen und Zielen
6 Aus Belastungen
werden Ressourcen –
systemische Veränderungen in
Job und Familie anstoßen
5 Ich: im Fokus! – Achtsamkeit
und Selbstmitgefühl üben
4 Neuer Blick – mit Selbstmitgefühl auf
Mütter-spezifische Belastungen schauen
3 Verbesserter Alltag –
Selbstfürsorge und Pausen etablieren
2 Belastungen und Ressourcen – Überblick gewinnen
1 Akute Entlastung – Sofortmaßnahmen einleiten
Belastung
Ressourcen
Entwicklungsraum
öffnen
Selbstfürsorge
und Selbst-
mitgefühl
stärken
Basis
schaffen

Abb. 3-4: Die Therapiepyramide: Der Weg aus dem Mütter-Burnout

Die Förderung von Ressourcen spielt im therapeutischen Prozess bei Müttern mit Burnout eine zentrale Rolle. Sie verläuft wie ein roter Faden durch alle sieben Stufen der Therapie – beginnend mit einer ersten, sanften Anregung bis hin zur aktiven, selbstverantwortlichen Anwendung durch die Patientin in den späteren Phasen.

Bereits in *Stufe 1*, die auf unmittelbare *Entlastung und Stabilisierung* abzielt, wird das Thema Ressourcen eingeführt. Ohne zusätzlichen Druck aufzubauen oder den Eindruck zu vermitteln, es gäbe »noch zusätzlich etwas zu tun«, ist es wichtig, schon hier eine erste Ressourcenübersicht zu erstellen. Ziel ist es, frühzeitig ein Gefühl dafür zu vermitteln, dass es auch stärkende Elemente im Leben gibt – ohne dass diese gleich aktiv genutzt werden müssen.

In *Stufe 2* der Therapiepyramide steht die *Ressourcenarbeit im Zentrum*. Es wird u. a. mit Hilfe von mehreren Arbeitsblättern gezielt daran gearbeitet, individuelle Ressourcen zu identifizieren, zu reflektieren und sichtbar zu machen. Diese Phase markiert den Übergang von einer reaktiven Stabilisierung hin zu einer ersten aktiven Auseinandersetzung mit positiven Gegenkräften zum Burnout. Die Metaphern der »Waage« und die »Lebenslinie« dienen dabei als Orientierung und als Werkzeug, um gemeinsam mit der Patientin Kraftquellen aufzudecken und zu würdigen.

Die aktive Ressourcenarbeit ist dann *in Stufe 3* das zentrale Thema. Es geht nicht mehr nur um das Erkennen von Ressourcen, sondern darum, *konkrete alltagsnahe Handlungsstrategien* zu entwickeln, wie diese Ressourcen in kleinen Schritten genutzt und gestärkt werden können. Die Patientin wird dabei angeleitet, konkrete selbstfürsorgliche Verhaltensweisen auszuprobieren und ihre Wirkung zu reflektieren. Die Therapeutin unterstützt dabei kontinuierlich, ohne zu stark zu steuern. Die Selbstverantwortung der Patientin steht im Vordergrund.

Ab *Stufe 4 bis zur Stufe 7* läuft die Ressourcenförderung als integraler Bestandteil des therapeutischen Prozesses weiter mit. Die Therapeut:in bleibt aufmerksam, fragt regelmäßig nach, regt zur Reflexion an, hält aber gleichzeitig bewusst Raum für Selbstverantwortung. Ressourcenförderung ist nun nicht mehr explizites Ziel einzelner Sitzungen, sondern wird zunehmend in komplexere Prozesse eingebunden und zunehmend der Selbstverantwortung übergeben. Ziel ist, dass die Ressourcenaktivierung immer mehr selbstverständlicher Teil des Alltags der Patientin wird.

MERKE

Der/die Therapeut:in trägt die Aufgabe, den Prozess der Ressourcenaktivierung mit achtsamer Präsenz zu begleiten und besonders zu Beginn konkrete Impulse zu setzen, aber die Verantwortung zunehmend der Patientin zu überlassen – im Sinne einer nachhaltigen Selbststärkung.

3.4 Arbeit mit inneren Bildern, Metaphern und Imaginationen

Innere Bilder und Metaphern für Mütter mit Burnout-Symptomatik

Das Erleben von Müttern, die unter chronischem Stress und Erschöpfung leiden, ist oft schwer in Worte zu fassen. »Erschöpft« ist häufig wenig aussagekräftig und »müde« trifft es auch nur zum Teil. »Überlastet« ist sogar häufig aversiv besetzt, denn schließlich »schaffen es andere ja auch«, ohne überlastet zu sein.

So ist es oft sehr hilfreich, quasi eine neue gemeinsame Bildsprache zu entwickeln, die das Erleben abbildet – und zwar möglichst bewertungsfrei.

WICHTIG

Metaphern und innere Bilder können in der therapeutischen Arbeit helfen, das Unsichtbare sichtbar zu machen und eine gemeinsame Sprache für das persönliche Erleben zu finden.

Innere Bilder und Metaphern können aber nicht nur verwendet werden, um den Problemzustand zu beschreiben (= sog. »Problemtrance« in der Hypnotherapie), sondern auch um gemeinsam einen Lösungszustand zu gestalten (= »Lösungstrance«). Hier lässt man die Betroffenen zunächst selbst hilfreiche Bilder, die zur individuellen Stärkung oder Stressbewältigung beitragen, entwickeln. Natürlich können aber auch vom Therapeuten Vorschläge gemacht werden (Revenstorf, 2009).

Im Folgenden stelle ich ein paar Beispiele aus meiner Praxis vor, und zwar sowohl Metaphern, die das Erschöpfungserleben widerspiegeln, als auch kraftspendende Bilder und Metaphern, die als innere Ressourcen für Veränderung dienen können.

1. Der Jongleur mit zu vielen Bällen

Es ist wie auf einer Bühne als Jongleur mit vielen Bällen in der Hand. Die bunten Bälle wirbeln alle durch die Luft: To-do-Listen, Termine der Familie, emotionale Bedürfnisse der Kinder, Deadlines im Job, Partnerschaftspflege, gesunde Ernährung, gepflegtes Äußeres ... Irgendwann sind es zu viele. Die Bälle fliegen zu hoch, zu schnell, der Rhythmus gerät ins Wanken. Jeden Moment kann einer fallen. Und schlimm ist auch der Gedanke daran, was dann passiert. Vielleicht ein Lachen oder sogar Schadenfreude von anderen? Oder ein eigenes Schuldgefühl (*»Siehst du, du schaffst es nicht«*). Es wird immer schwerer, alle Bälle im Blick zu behalten und sicher wieder aufzufangen ...

2. Die Frau, die sich einfach nur noch hinlegen möchte

Es ist, als würde der Körper plötzlich ein Eigenleben entwickeln. Mitten im Strom des Alltags, auf dem Weg zur Arbeit auf einem vollen Platz in der Stadt zwischen all den Menschen oder sogar hupenden Autos ist da plötzlich dieser starke Wunsch, sich einfach hinzulegen und den Strom an sich vorbeiziehen zu lassen. Der Lärm der Welt rauscht weiter, Menschen hasten vorbei, aber hier unten ist es stiller, der Druck des »Funktionierens« schmilzt für einen Augenblick dahin. Einfach hinlegen. Nichts mehr machen müssen ...

3. Das voll beladene Lastenfahrrad

Auf einem voll beladenen Lastenfahrrad mit zwei Rädern werden Kisten und Einkäufe gestapelt, bis wirklich nichts mehr eingeladen werden kann. Die Kisten stehen für Kinderbetreuung, Job, Partnerschaft, Mental Load, Hausarbeit, Schuldgefühle, eigene Bedürfnisse (ganz unten, kaum sichtbar) ... Jeder kleine Stein, jede unerwartete Kurve droht, das Gleichgewicht zu kippen. Von außen sieht es vielleicht sogar recht stabil aus. Nur die Fahrerin weiß, wie fragil das Gleichgewicht wirklich ist ...

4. Die Person mit vielen Armen

Viele Mütter kennen diese Vorstellung – besonders die, mit kleinen Kindern. Es ist das Gefühl, eigentlich nie genug freie Hände zu haben. Es gibt so viel auf einmal zu tun: eine helfende Hand reichen, einen schützenden Griff tätigen, etwas schnell auffangen, das sonst zu Bruch geht, oder »nur schnell« noch etwas erledigen. Man bräuchte tausend Arme, fast übermenschliche Kräfte wären hilfreich, das reale Leben scheint einfach manchmal mit nur zwei Armen nicht zu bewältigen zu sein.

In vielen Fällen reicht es schon, der Belastung mit Bildern eine Gestalt zu geben, um sich dadurch besser »nach außen« mitzuteilen, und auch, um sich »nach innen« klarer zu werden, wie hoch der subjektive Leidensdruck ist.

Nicht selten kommt es in den Therapiestunden bei dieser Form der therapeutischen Arbeit auch vor, dass Patientinnen bei der Suche nach passenden Bildern so kreativ werden, dass gemeinsam viel gelacht wird. Diese Form der Distanzierung durch Humor kann durchaus hilfreich sein.

WICHTIG

Das Arbeiten mit Bildern und Metaphern ist immer individuell und dadurch auch für den Therapeuten abwechslungsreich. Häufig spielt auch Humor eine Rolle, was dem Therapieprozess auch eine gewisse Leichtigkeit gibt. Für die Betroffenen wirkt es oft zugleich distanzierend und erleichternd.

Bilder und Metaphern als Veränderungsbilder zur Ressourcenstärkung für Mütter mit Burnout-Symptomatik

Häufig ist es sinnvoll, im Anschluss an die belastenden Bilder auch Ressourcenbilder herzustellen. Diese sollen das Gefühl innerer Stärke, Gelassenheit und Selbstwirksamkeit fördern.

Patientinnen, die gut visualisieren können, profitieren oft sehr von dieser Arbeit. Die gemeinsam gefundenen Ressourcenbilder können später im Alltag abgerufen und im Bedarfsfall eingesetzt werden. Damit dies gelingt, ist jedoch eine gewisse Übung bzw. ein Konditionierungsprozess notwendig.

Hilfreiche Zielbilder können konkrete Bildvorstellungen, wie z. B. Naturvorstellungen, sein. Alternativ kann es auch nützlich sein, sich selbst als die Person vorzustellen, die eine herausfordernde Situation ruhig und souverän meistert. In beiden Fällen ist das Ziel, durch hilfreiche innere Bilder den Ausgang von Situationen günstig zu beeinflussen. Die Erfahrungen mit diesem Therapieprinzip sind sehr hilfreich und besonders im Bereich Sportpsychologie und auch im Rahmen von Prüfungs- oder Wettbewerbsvorbereitungen sind diese Ressourcenbilder häufig im Einsatz.

Gerade das Mentaltraining im Sport verwendet häufig diese hypnotherapeutischen Prinzipien. Die Methode ist in diesem Kontext nicht nur weit verbreitet, sondern auch wissenschaftlich recht gut untersucht. Eine Metaanalyse von Liu et al. aus dem Jahr 2025 (Liu et al., 2025) zeigt, dass ein »Imagery Training« die sportliche Leistung spürbar erhöht – etwa in Agilität, Muskelkraft und Zielpräzision –, besonders gut untersucht bei den Sportarten Tennis und Fußball. »Imagery Training« wirkt dabei messbar leistungssteigernd. Eine »Dosis« von 3 mal 10 Minuten/Woche über 100 Tage hat sich dabei als besonders wirkungsvoll gezeigt. Neurobiologisch gesehen werden durch die Vorstellung von Bewegungsabläufen die gleichen Bereiche im motorischen Kortex und teils auch im Kleinhirn aktiviert wie bei der realen Aktivität.

Diese Prinzipien aus der Sportpsychologie lassen sich auch für Mütter in Belastungssituationen anwenden. Auch sie können »Leistungssteigerung« im übertragenen Sinne gut gebrauchen. Übung und regelmäßige Anwendung ist dabei natürlich wichtig, was der Patientin auch erklärt werden sollte. Auch die Parallele zur Sportwelt darf natürlich explizit erwähnt werden, da dies motivierend sein kann.

Eine besonders wirksame hypnotherapeutische Intervention aus diesem Kontext nennt sich: *Ressourcenförderung aus der eigenen Vergangenheit.* Die Intervention kann sowohl in Form einer Imagination, aber auch als Kurzversion in Form eines Ressourcenbildes eingesetzt werden. Es wird dabei nicht gleich ein Zielbild imaginiert, sondern zunächst wird *in der eigenen Biografie nach Vorerfahrungen mit passender Ressource, wie z.B. Selbstbewusstsein, Mut oder Gelassenheit, gesucht.* Der Kontext kann dabei ein ganz anderer sein, wie z.B. der Bereich Sport oder Kultur. Mit der *Vorstellung des damaligen Körpergefühls dieser tatsächlich schon einmal erlebten Ressource* lassen sich dann die zukünftigen Herausforderungssituationen quasi nach dem Schlüssel-Schloss-Prinzip in der Regel deutlich besser bewältigen.

FALLBEISPIELE

Eine meiner Patientinnen, die sehr introvertiert war und in der Regel mit leiser Stimme sprach, konnte nach dieser therapeutischen Arbeit Konfliktsituationen mit ihren Kindern viel besser auflösen. So stellte sie sich nun immer vor, in einem vollbesetzten großen Konzertsaal ein Solo zu singen – was auch ihrer echten Erfahrungshistorie aus ihrer Zeit, bevor sie Mutter wurde, entsprach. Mit dieser motivierenden Vorstellung gelang es ihr viel besser, in der Realsituation selbstbewusster und auch lauter aufzutreten und damit erfolgreicher Grenzen zu setzen bzw. Konflikte leichter aufzulösen.

Eine andere Patientin von mir stellte sich bei Selbstzweifeln immer eine früher tatsächlich erlebte Szene beim Klettern in einer Steilwand im Gebirge vor. Die Geste des »Nach-oben-Greifens« und »Sich-selbst-Hochziehens« war für sie sehr hilfreich, um sich innerlich gestärkt und kraftvoll zu fühlen.

Im Folgenden sind weitere *drei hilfreiche Ressourcenbilder bzw. Kurzimaginationen* aufgeführt. Diese dienen besonders der Anregung. Es ist natürlich besonders hilfreich, wenn die Betroffenen selbst ein für sie individuell stimmiges inneres Ressourcenbild entwickeln.

1. Der Fels in der Brandung

Die Wellen des Alltags schlagen gegen den Felsen: Emotionen der Kinder, Stress im Job, Konflikte in der Partnerschaft. Manche Welle ist wild, tosend, mit Schaumkronen und manchmal auch voller Ärger und Chaos. Doch der Fels bleibt stehen. Ihm kann das alles nichts anhaben.

2. Der Baum mit tiefen Wurzeln

Ein mächtiger Baum steht auf einem weiten Feld. Seine Wurzeln reichen tief in die Erde und sind weit verzweigt. Der Wind kann zerren, Blätter können fallen, Äste können sich biegen – aber der Baum bleibt fest stehen. Er trotz den Stürmen und dem Wetter. Und bei Sonne und Licht kann er sich wieder in Ruhe entfalten und neu austreiben; im ewigen Wandel der Zeit.

3. Der meditierende Mönch

Der meditierende Mönch sitzt am Boden. Ganz ruhig und in sich gekehrt. Vielleicht mit geschlossenen Augen. Oder mit gesenktem Blick. Um ihn herum tobt das Leben: Kinder, Termine, Lärm. Doch er bleibt ganz ruhig. Auch seine Gedanken sind ganz ruhig. Ihn umgibt eine Aura von Gelassenheit und Weisheit. Und seine Ruhe strahlt auch auf seine Umgebung ab.

FAZIT Arbeit mit inneren Bildern und Metaphern

- **Metaphern zur Belastungssituation** machen das Unsichtbare und schlecht Greifbare besser sichtbar. Auch ein humorvoller Einsatz kann hilfreich sein.
- **Ressourcenbilder** bieten dagegen innere Anker, die in Stresssituationen abgerufen werden können, um diese besser zu bewältigen.
  - **Individuell entwickelte Bilder** sind oft besonders hilfreich.
  - Es kann auch mit **eigenen Ressourcen aus der Vergangenheit** gearbeitet werden, wobei nach dem **Schlüssel-Schloss-Prinzip** zunächst eine passende Erfahrung in der eigenen Lebensgeschichte gesucht und dann die Vorstellung davon in der neuen Belastungssituation gezielt als stärkende Ressource eingesetzt wird.

Imaginationen für Mütter mit Burnout-Symptomatik

Stärkende oder entspannende Imaginationen sind eine sehr wirkungsvolle Methode, um chronisch belasteten Müttern wieder zu mehr Kraft zu verhelfen oder die Daueranspannung zu unterbrechen. Übergeordnetes Ziel ist die Verbesserung der Resilienz. Einzelziele können je nach Imaginationsform wahlweise die Verbesserung der inneren Stabilität, des Selbstvertrauens, der Entspannungsfähigkeit, der Fokussierung oder die Stärkung von Selbstmitgefühl sein. Besonders in herausfordernden Lebensphasen – was ein Burnout-Zustand zweifelsfrei ist – können gezielte Imaginationen und Körperübungen helfen, wieder Zugang zu inneren Ressourcen zu finden.

Im Gegensatz zu der Arbeit mit Bildern oder Metaphern dauert der Einsatz von Imaginationen länger und ist damit oft noch wirkungsvoller aufgrund der Intensivität und der Tatsache, dass man sich dafür bewusst Zeit nehmen muss. Diese *neue »Me-Time«* ist zumeist per se bereits eine Verbesserung im Mütter-Alltag.

Nicht alle Klienten oder Patienten können sich jedoch auf dieses Verfahren von Beginn an gut einlassen. Menschen mit hohem Kontrollbedürfnis oder hoher Grundanspannung brauchen häufig länger, um Nutzen zu haben. Und auch hoch belastete Personen, bei denen akute Burnout-Zustände oder psychopathologisch relevante formale und teils auch inhaltliche Denkstörungen vorliegen, können davon nicht profitieren. Hier sollten zunächst andere Formen der Stabilisierung, teils auch in Kombination mit medikamentösen Strategien, angewendet werden. Ansonsten entstehen gerade in der frühen Therapiephase Frustrationen, Schuldgefühle oder das Empfinden, »etwas nicht geschafft« zu haben. Aussagen, wie *»Ich kann mich einfach nicht entspannen«, »Das ist nichts für mich«* oder *»Ich hatte keine Zeit zum Üben«*, sind keine Seltenheit. In solchen Fällen sollte aber nicht einfach das Verfahren als unwirksam betrachtet werden, sondern der Zeitpunkt war vermutlich schlichtweg nicht günstig gewählt.

Daher empfehle ich, erst in einer fortgeschritteneren Therapiephase – in meiner Therapiepyramide ist das in der Stufe 5 – mit längeren Imaginationen zu arbeiten. In früheren Phasen eignen sich v. a. kurze Übungen von ca. 5 bis 10 Minuten Dauer, die gut in den Alltag integriert werden könne. Solche kurzen alltagskompatiblen Übungen sind z. B. die Imaginationen 1 bis 4. Es gibt im Einzelfall natürlich auch Frauen, die gleich von längeren Übungen profitieren. Dies gilt aber besonders dann, wenn hier schon Vorerfahrungen vorliegen. Ansonsten entsteht eher der Eindruck, dass es nun noch mal etwas gibt, »was sie jetzt auch noch tun müssen« und nicht direkt als Hilfe dient.

Auch generell gilt, dass Imaginationen im Gegensatz zu der Arbeit mit inneren Bildern nicht ganz so schnell eingesetzt werden können und auch geübt werden müssen, um ihre volle Wirkung zu entfalten. Außerdem muss schon eine gewisse Vertrautheit mit dem Verfahren vorliegen, damit es dann auch in der Stresssituation direkt gut funktioniert. Eine gute Aufklärungsarbeit ist hier also wichtig, mit dem Verweis auf eine gewisse »Übungsphase« als Voraussetzung für einen guten Effekt. Wenn diese Anfangsphase überwunden ist, wird die positive Wirkung der Imaginationen allein schon ein Attraktor sein, die Übungen dann auch gerne im Alltag einzubauen.

MERKE

Eine starke Symptombelastung und auch individuelle Faktoren, wie hohes Kontrollbedürfnis und hohe Grundanspannung, können individuelle Hindernisse sein, gut von Imaginationen zu profitieren. Die Wirksamkeit ist umso besser, je regelmäßiger die Imaginationen angewendet und geübt werden.

THERAPEUTISCHER HINWEIS

Es empfiehlt sich, mit der Übungsphase von längeren Imaginationen erst in einer fortgeschritteneren Therapiephase zu beginnen.
Auch sollte individuell ausprobiert werden, ob jemand besser von der Arbeit mit inneren Bildern und Metaphern, oder besser von Imaginationen profi-

tiert. Die persönliche Präferenz zu einem Verfahren ist eine wichtige Voraussetzung für den Erfolg.

Im Folgenden werden zunächst einige sehr bekannte – und gut bewährte – Übungen vorgestellt, die dabei unterstützen, innere Sicherheit oder aber Ruhe und Gelassenheit zu entwickeln. Diese »Klassiker« eigenen sich auch gut für den »Mütter-Kontext«:

1. Der innere sichere Ort (nach Luise Reddemann)

Diese Übung, die ursprünglich aus dem Bereich der Traumatherapie stammt (Reddemann, 2001), dient dazu, sich einen persönlichen inneren Zufluchtsort vorzustellen – einen Ort, an dem man sich vollkommen geborgen und sicher fühlt. Dies kann eine Hütte in den Bergen, ein gemütlicher Raum oder ein imaginärer Schutzraum sein. Dieser Raum darf mit allen Sinnen ausgestaltet werden: Wie sieht es da aus? Wie riecht es da? Welche Geräusche gibt es? Wie fühle ich mich an, wenn ich dort bin? Ggf. auch: Gibt es einen bestimmten Geschmack, den ich damit verbinde?

Durch regelmäßiges Üben kann dieser innere sichere Ort zu einer wertvollen mentalen Ressource werden, die in stressreichen oder belastenden Momenten aufgesucht werden kann. Er eignet sich auch als Stabilisierungsübung für Patientinnen und Patienten mit Traumafolgestörung.

2. Der innere Garten (nach Luise Reddemann)

Eine ähnliche, sehr kreativ ausgestaltbare Übung ist die Vorstellung eines inneren Gartens (Reddemann, 2001). Dieser kann mit individuell bevorzugten Elementen gefüllt werden – Blumen, Bäume, Wasserquellen oder Sonnenlicht. Die Ausgestaltung obliegt ganz der »Gartenbesitzerin«. Die Vorstellung, diesen Garten zu betreten und dort Kraft zu schöpfen, kann eine tiefgehende beruhigende und stabilisierende Wirkung haben.

3. Stark wie ein Baum

In dieser Imagination geht es darum, sich über die Verbindung zur Erde und das Bild eines stabilen Baumes mit dem Gefühl eigener Stärke und Standhaftigkeit zu verankern. Zunächst malt man sich aus, wie die eigenen Wurzeln tief in die Erde reichen und sich mit allem verbinden. Danach wird der Stamm gestaltet, der für die Stabilität steht. Anschließend stellt man sich die Äste und das Blattwerk vor. Der Wind kann am Baum zerren und ihn biegen. Trotzdem bleibt der Baum aufgrund seiner Wurzeln fest stehen und standhaft.

Die Imagination ist somit besonders geeignet, Mut, Erdung und eine innere Haltung der Stabilität – gerade in bewegten Zeiten – zu fördern.

4. Individuelle ressourcenstärkende Imaginationen

Individuelle Ressourcenimaginationen, die gemeinsam mit den Patienten in der Therapiesitzung entwickelt werden können, sind besonders wirkungsvoll, da sie exakt auf die persönlichen Stärken und Interessen der Übenden abgestimmt werden. Selbstverständlich dürfen diese Ressourcen auch »real« erlebt werden. Der volle Alltag lässt dies aber oft nicht zu, sodass eine intensive Vorstellung davon manchmal auch eine schöne Form der »kleinen Auszeit« darstellen kann.

Wie alle Imaginationen dürfen diese Übungen dann zu Hause selbstständig geübt werden. Aufgenommene Audiodateien aus der Therapiesitzung können helfen, sich an die Inhalte genau zu erinnern.

Hier einige Beispiele für individuelle Ressourcenimaginationen, die natürlich weiter ausgestaltet werden dürfen:

Naturerfahrung: Menschen, die gerne am Meer sind, können sich eine Strandlandschaft vorstellen, mit dem Geräusch der Wellen und dem Gefühl des warmen Sandes unter den Füßen. Bergliebhaber imaginieren sich dagegen ins Gebirge und schauen sich die Welt mit ihren Problemen aus der Ferne von oben an.

Körperliche Bewegung: Für sportlich aktive Menschen kann es hilfreich sein, sich eine Bewegung oder Sportart vorzustellen, die mit positiven Gefühlen verbunden ist, wie z. B. das schnelle Laufen durch einen kühlen Wald, und sich dabei zugleich auf das wohlige Körpererleben zu fokussieren.

Musikalische Ressource: Personen, die ein Instrument spielen können, stellen sich intensiv vor, wie sie Musik spielen, und entwickelt dabei ggf. auch neue Melodien. Auch das reale Musikmachen und -hören ist selbstverständlich eine musikalische Ressource und führt teils in einen fast tranceartigen Zustand, der dem von Imaginationen sehr nahekommt. Gerade Musikstücke mit individuell ansprechenden Songtexten sind besonders wirkungsvoll und berühren viele Menschen tief.

Eine schöne Verbindung von Musik, Imagination und einem Mütter-spezifischen Thema ist der bekannte Song von Max Giesinger *»Und wenn sie tanzt«:*

> [...] Sie will träumen, macht die Augen zu
> Und wenn sie tanzt, ist sie wo anders
> Für den Moment
> Dort wo sie will
> Und wenn sie tanzt
> Ist sie wer anders
> Lässt alles los
> Nur für das Gefühl
> *Ausschnitt aus Song »Und wenn sie tanzt«, Max Giesinger*

5. Der wohlwollende Begleiter oder die innere Helferfigur

Eine weitere wertvolle und sehr gut etablierte Übung ist die Imagination eines wohlwollenden Begleiters oder einer unterstützenden inneren Helferfigur (Potreck-Rose & Jacob, 2008). Dieses Verfahren wird auch in der Schematherapie nach Young (Young et al., 2005) angewendet, um »dysfunktionale Elternmodi« zu begrenzen, »verletzte Kindmodi« nachzuversorgen und den »gesunden Erwachsenen« in sich zu stärken.

Der »wohlwollende Begleiter« oder »Helfer« kann dabei sowohl eine konkrete Person, ein Tier, ein Phantasiewesen oder auch nur eine imaginierte Kraft sein, die dem Individuum Schutz und Stärke vermittelt. Diese innere Instanz soll dabei helfen, schwierige Momente mit mehr Zuversicht zu bewältigen.

6. Achtsamkeitsimaginationen

Ein therapeutisches Verfahren, das in den letzten Jahren sehr stark an Bekanntheit und Verbreitung zugenommen hat, ist der Ansatz der Achtsamkeit. Der Ansatz wurde Ende der 70er-Jahre in den USA von Jon Kabat-Zinn aus dem Buddhismus entwickelt und ab den 90er-Jahren auch im deutschsprachigen Raum publiziert (Kabat-Zinn, 1991; Segal & Kabat-Zinn, 2013; Williams et al., 2013). Seit den 2010er-Jahren verbreitet sich »Achtsamkeit« als Therapieansatz immer mehr und ist inzwischen aus den psychosomatischen und psychiatrischen Kliniken und Praxen nicht mehr wegzudenken. Neben der guten Akzeptanz und klinischen Wirksamkeit des Verfahrens bei vielen psychischen Erkrankungen und auch im Präventionsbereich können inzwischen auch viele wissenschaftliche Studien die positive Wirksamkeit von Achtsamkeit auf Stresserleben, Ängstlichkeit und Depressivität nachweisen (Khoury et al., 2013; Goldberg et al., 2018; Goyal et al., 2014). Auch im Bereich der Burnout-Therapie ist es mittlerweile zum Standardverfahren geworden. Am besten untersucht und weltweit am bekanntesten sind dabei das von Kabat-Zinn entwickelte achtwöchige Achtsamkeitsprogramm MBSR (*mindful based stress reduction*) sowie das achtwöchige Programm MBCT (*mindful based cognitive therapy*) (Segal et al., 2002; Williams et al., 2021). Speca et al. haben die klinische Wirksamkeit auch im psychoonkologischen Kontext, u. a. hinsichtlich eines positiven Umgangs mit Angst, nachweisen können (Speca et al., 2000).

Achtsamkeit ist dabei mehr als ein Verfahren, sondern eher eine Haltung, und zwar die einer bewertungsfreien Annahme der Realität und des Fokussierens auf das Hier und Jetzt. Um die Praxis der Achtsamkeit zu ritualisieren und zu üben, wird in der Regel mit *Imaginationen* gearbeitet. Die *Anwendungsgebiete* sind dabei sehr vielfältig. Häufig wird Achtsamkeit auch *präventiv zum Erhalt der mentalen Gesundheit* eingesetzt. Es gibt hier mittlerweile eine Vielzahl an kurzen Übungen und längeren Interventionen, die sich teils auch gut in den Alltag integrieren lassen.

Zu den klassischen und vielfach erprobten Achtsamkeitsübungen zählen der *3-Minuten-Atemraum*, der *Body Scan* sowie kurze Atem- und Ankommensübungen, wie sie z. B. in den Arbeiten von Jon Kabat-Zinn, Ronald Siegel, Christopher Germer, Tara Brach oder Mark Williams beschrieben werden. Diese Übungen können je nach Bedarf in der Therapie eingeführt und im Alltag der Patientin mit niedrigem Schwellenwert erprobt werden.

Für *Mütter* kann dabei ein besonders hilfreicher Anwendungsbereich *die Praxis der Alltagsachtsamkeit* sein. Kurze, bewusst gesetzte Achtsamkeitsimpulse – wie achtsames Essen, achtsames Trinken, bewusstes Gehen, achtsames Zähneputzen oder achtsames Zuhören im Familienalltag – ermöglichen es Müttern, ohne zusätzlichen Zeitaufwand kleine Inseln der Selbstwahrnehmung zu etablieren. Dies gelingt umso besser, je vertrauter das Konzept schon ist und je niedriger die Symptomschwere ist.

Besonders gut bewährt sich das Verfahren der Achtsamkeit auch dafür, Emotionen aller Art zunächst bewertungsfrei anzunehmen, ohne sie gleich zu verändern. Da Emotionen von selbst nach kurzer Zeit wieder an Intensität abnehmen, wenn sie nicht durch kognitive Prozesse »verlängert« werden, führt dies in der Folge zur Abnahme der Emotion. Man darf das Gefühl dann »ziehen lassen«.

Bei Müttern eignet sich Achtsamkeit gut für den verbesserten Umgang der häufigen Emotionen Angst, Wut und Schuld, aber auch bei Hilflosigkeit und Ohnmacht, was schließlich in Depressivität münden kann. Arbeitsblatt 16 (»Achtsames Selbstmitgefühl: Das B-E-Z«) arbeitet mit genau diesem Ansatz. Hier geht es zunächst um das akzeptierende Annehmen der Emotion.

Ein Gefühl, das hilfreich ist, zu verstärken – und zwar auch mit dem Prinzip der Achtsamkeit – ist das *Gefühl der Dankbarkeit*. Dies geht im vollen Familienalltag häufig unter, obwohl es in der Regel viele Aspekte gibt, für die Mütter in ihrem Leben dankbar sind. Das regelmäßige, gerade morgendliche Führen von Dankbarkeitstagebüchern und eben auch das regelmäßige Praktizieren von Achtsamkeitsübungen zum Thema »Dankbarkeit« hat nachweislich protektive und symptomlindernde Effekte. Es empfiehlt sich also sehr, diese Verfahren konkret anzuregen. Imagination 3 greift dies auf (→Imagination 3).

Die amerikanische Psychologin Susan M. Pollak hat in ihrem Buch *Self-Compassion for Parents* (Pollak, 2019) eine Vielzahl an kleinen *Alltagsübungen aus der Achtsamkeitspraxis speziell für Eltern* zusammengestellt. Drei ihrer Imaginationen sind in leicht adaptierter Form und übersetzt ins Deutsche von mir in meine Imaginationssammlung für Mütter aufgenommen worden: »Tending to Yourself« (→Imagination 3), »Parenting Pause« (→Imagination 4) und »With Kind Eyes« (→Imagination 10). Susan M. Pollaks Übungen haben alle gemeinsam, dass hier Aspekte der Achtsamkeit und der Praxis des Selbstmitgefühls auf schöne Art und Weise verbunden werden.

Die *Verbindung aus Achtsamkeit und Selbstmitgefühl*, die auch das MSC-Konzept (*Mindful Self-Compassion* von Kristin Neff und Christopher Germer) beinhaltet, hat sich auch aus meiner eigenen klinischen Erfahrung als besonders wirkungsvoll – mitunter für die Burnout-Therapie – erwiesen. Gerade die Mütter erleben dabei als positiv, dass beim Ansatz des Selbstmitgefühls neben der eher »sachlich« und teils »nüchtern« erlebten Achtsamkeit nun noch eine aktive, fürsorgliche und »innerlich wärmende« Komponente hinzukommt. Menschen, die Care-Arbeit leisten, erleben es in der Regel als sehr angenehm, einige Aspekte der Fürsorge nun auch am eigenen Leib zu erleben.

MERKE
Achtsamkeit ist weniger ein Verfahren, sondern mehr eine Haltung. Es geht im Kern um das bewertungsfreie Annehmen des Hier und Jetzt.

Therapeutisch eignet sich der Ansatz in Form von:
- kurzen Alltagsachtsamkeitsübungen, wie achtsames Trinken oder Essen,
- Achtsamkeitsimaginationen, z. B. »Body-Scan« oder »Ein dankbarer Moment«,
- achtsamem Annehmen von Emotionen, insbesondere von Angst, Schuld und Wut, einer Komponente von Selbstmitgefühl.

7. Imaginationen zur Förderung von Selbstmitgefühl

In →Kapitel 3.2 wurde bereits ausführlich auf das *Konzept des Selbstmitgefühls* und die therapeutischen Anwendungen eingegangen. Es wurde auch aufgezeigt, wieso sich dieser Therapieansatz so gut für die Zielgruppe der Mütter eignet.

Selbstmitgefühl ist zum einen – wie die Achtsamkeit – eine Haltung, die im Therapieprozess gefördert werden soll. Gerade wenn das Konzept noch sehr ungewohnt und neu ist, geht es aber auch darum, sich zunächst mit der neuen Haltung vertraut zu machen und die Wirksamkeit am eigenen Körper zu erleben. Dafür eigenen sich im Therapiekontext nun wiederum Imaginationen sehr gut. Hier muss nichts kognitiv begriffen oder erarbeitet werden, sondern es gilt, sich nur auf eine Übung einzulassen und eine neue Erfahrung zu machen. Wenn man positiv darauf anspricht, wird dies in der Regel sofort bei oder kurz nach der Anwendung spürbar und sollte im Anschluss an die Übung gemeinsam nachbesprochen werden. Bei fehlendem Wirksamkeitserleben sollte zusammen entschieden werden, ob es eine Wiederholung des Angebots gibt. Nicht zu schnell aufzugeben, ist dabei ein wichtiges Grundprinzip – genauso wie aber auch das Akzeptieren der individuellen Vorlieben.

Für Mütter mit Burnout-Symptomatik eignen sich die Imaginationen aus dem MSC (*mindful self-compassion*)-Bereich im Grunde alle gut. Die einzelnen Übungen unterscheiden sich im Aufbau, in der Ausrichtung und auch in der Wortwahl. Manche habe auch eine gewisse spirituelle Ausrichtung – insbesondere die sogenannte Metta-Meditation, die aus dem Buddhismus abgeleitet ist. Dies kann zunächst als etwas fremd erlebt werden. Individuelle Präferenzen sind hier unbedingt zu beachten.

Im Folgenden sind vier besonders schöne und für den Kontext des Mütter-Burnout gut passende *Selbstmitgefühlsimaginationen* ausgewählt und adaptiert worden:
- **Imagination 6:** Die Selbstmitgefühlspause (→I 6)
- **Imagination 7:** Selbstmitgefühl für unsere Fehler als Eltern (→I 7)
- **Imagination 8:** Liebevolle Güte für mich selbst (→I 8)
- **Imagination 9:** Selbstmitgefühlswesen (→I 9)

THERAPEUTISCHER HINWEIS

Das regelmäßige Üben von Selbstmitgefühlsimaginationen ist entscheidend, um Mütter mit dem Konzept vertraut zu machen – ähnlich dem Erlernen einer neuen Sprache. Ohne Wiederholung bleibt es fremd und im Alltag schwer anwendbar. Dabei ist weniger entscheidend, ob eine Imagination aus der Therapiesitzung wiederholt oder ob eine alternative Variante gewählt wird, z. B. in Form einer online zugänglichen Meditation. Wichtig ist vielmehr, dass die Übung als angenehm erlebt und regelmäßig durchgeführt wird. Praktische Überlegungen, wie z. B. das Verwenden von Kopfhörern oder auch die gemeinsame Suche nach möglichst ungestörten Räumen zur Durchführung, sollten in der Therapie möglichst konkret besprochen werden.

Nach meiner Erfahrung haben einige Mütter sogar Wege gefunden, diese Übungen auch gemeinsam mit ihren Kindern durchzuführen. Voraussetzung ist, dass die Kinder entspannt, ausgeruht und nicht hungrig sind. In solchen Situationen kann die Übung in einer gemütlichen Atmosphäre – etwa eingekuschelt in eine Decke – gemeinsam praktiziert werden. Auch leise Musik kann die angenehme Atmosphäre verstärken. Manche Kinder schmiegen sich während den Übungen an ihre Mutter und erleben diese entspannte Haltung als sehr wohltuend. Natürlich ist dies nicht immer möglich und von Kind zu Kind unterschiedlich gut durchführbar, aber es kann eine Option darstellen. Druck und das Erzwingen von Ruhe sind dagegen immer kontraproduktiv.

Für *Frauen mit Babys eigenen sich die Still- oder Fütterphasen* hervorragend für das Praktizieren der Übungen. Die Babys nehmen die sich einstellende Ruhe der Mütter wahr, und dies überträgt sich in den meisten Fällen positiv auf die Kinder, die dann häufig besonders gut trinken. Dasselbe gilt in der *Schwangerschaft,* wo Selbstmitgefühlsübungen eine schöne Form der Selbstfürsorge und der positiven Einstimmung auf das Baby sein können.

Auch *im Praxisalltag* kommt es vor, dass es gelingt, selbst im Beisein von Kleinkindern oder Babys (die ja manchmal nicht anderwärtig betreut werden können) angeleitete Selbstmitgefühlsimaginationen durchzuführen.

Eine besonders schöne Episode erlebte ich in meiner Praxistätigkeit, als eine zweijährige Tochter einer Patientin selbstständig auch eine aufrechte Körperhaltung auf der Couch neben ihrer Mutter einnahm, dann eine Selbstmitgefühlsgeste in Form einer eigenen Umarmung nachahmte und schließlich nach dem Anhören von laut ausgesprochenen Selbstmitgefühlssätzen ihrer Mutter einen Platz auf deren Schoß einnahm und an sie gekuschelt weitere 15 Minuten die Übung ruhig begleitete. Dabei blieb sie fast regungslos am Brustkorb der Mama angelehnt und genoss die Einheit ganz offensichtlich sehr.

Es wurde in diesem Fall eine häufige klinische Beobachtung sichtbar, dass gerade Babys und Kleinkinder oft die reinsten »Seismografen« für die Körperspannung ihrer Eltern sind.

MERKE

Das Prinzip lautet: Alle gelingenden Durchführungsformen von Imaginationen sind wertvoll, solange sie die Mutter entspannen – und damit oft auch das Kind. Ob mit oder ohne Kopfhörer, ob allein oder gemeinsam: Flexibilität ist hier, wie im gesamten Mütteralltag, ein entscheidender Schlüssel. Druck ist dagegen immer kontraproduktiv.

Bei Müttern mit Babys eignen sich die Still- und Fütterphasen sehr gut für die Durchführung von Übungen und auch Schwangere erleben gerade Selbstmitgefühlsimaginationen in der Regel als sehr positiv.

FALLBEISPIEL

Eine 34-jährige Mutter von zwei Kindern (2 J., 7 J.) kam wegen Erschöpfungssymptomen und ausgeprägten Schuldgefühlen in die Behandlung. Während der Therapiesitzungen wurden regelmäßig Selbstmitgefühlsimaginationen durchgeführt, worauf die Frau sehr gut ansprach und immer ein deutlich besseres Befinden nach den Stunden rückmeldete. Sie berichtete jedoch anfangs von Schwierigkeiten, die Übungen auch zu Hause in ihren Alltag zu integrieren.

Auf Anregung probierte sie aus, die Übungen gemeinsam mit ihrer zweijährigen Tochter durchzuführen – immer dann, wenn die Kleine nach dem Mittagsschlaf in einem entspannten Zustand war. Sie legten sich dann noch mal zusammen unter die Decke, die Mutter hörte eine kurze angeleitete Imagination, während die Tochter neben ihr lag und sie beobachtete. Nach einigen Wochen berichtete die Mutter, dass ihre Tochter begann, spontan die Selbstmitgefühlsgeste nachzuahmen (»die Hand aufs Herz legen«), und dies als ein Spiel empfand. Für die Mutter war dies eine Entlastung, da sie die Übung nicht mehr schnell in knappen Freiräumen praktizieren musste, sondern sie nun als etwas Wohltuendes für sich selbst und etwas Verbindendes mit der kleinen Tochter erlebte. Gleichzeitig nahm sie eine deutliche Reduktion ihrer Schuldgefühle wahr, da sie spürte, dass Selbstfürsorge und Zuwendung auch im Beisein ihrer Kinder möglich waren.

Online-Angebot in der hypnotherapeutischen Arbeit

Im Rahmen der hypnotherapeutischen Arbeit mit inneren Bildern und Imaginationen ist es wichtig, Patientinnen dazu zu ermutigen, auch außerhalb der Sitzungen eigene Wege zu finden, immer vertrauter mit dem Ansatz des Selbstmitgefühls und anderen Formen der Entspannung zu werden. Gerade für Mütter mit ihrer wenigen freien Zeit bieten *digitale Angebote* eine niedrigschwellige Möglichkeit, kurze Phasen der Ruhe und Selbstfürsorge in den Alltag zu integrieren.

Der Markt hält mittlerweile eine große Vielfalt an Online-Angeboten im Bereich Meditation, Achtsamkeit und Entspannung bereit. Diese sind sowohl über kostenpflichtige als auch kostenfreie Apps, Videoplattformen oder Webseiten zugänglich.

Frauen können ausdrücklich ermutigt werden, sich selbstständig umzusehen und dabei gezielt auf individuelle Kriterien zu achten: Welche Stimme spricht mich an? Welche Sprache oder Bildsprache fühlt sich stimmig an? Welche Länge der Meditation passt in meinen Alltag? Solche Fragen können helfen, passende Angebote auszuwählen, ohne sich dabei unter Druck zu setzen.

Zu den bekannten deutschsprachigen Apps zählen u. a. *7Mind, Balloon, Calm, Headspace* und *Insight Timer* – viele davon bieten speziell auf Achtsamkeit, Entspannung oder auch Selbstmitgefühl ausgerichtete Inhalte. Teilweise werden die Kosten dabei von der Krankenkasse übernommen oder die Angebote sind gratis. Die Nutzung solcher Apps kann dabei unterstützen, die in der Therapie angestoßenen Prozesse zu vertiefen und erste innere Bilder weiterzuentwickeln.

Darüber hinaus gibt es auch Angebote, die sich explizit an Eltern richten. Besonders empfehlenswert ist hier die Plattform https://mindfulcompassionateparenting.org, ein EU-gefördertes Projekt, das u. a. eine Sammlung geführter Imaginationen, Audios und Übungen speziell für Mütter und Väter bereitstellt. Die Inhalte sind darauf ausgerichtet, elterliche Selbstfürsorge zu stärken, Mitgefühl mit sich selbst im herausfordernden Familienalltag zu entwickeln und innere Ruhequellen wieder zugänglich zu machen. Jörg Mangold, selbst Arzt, Psychotherapeut und Vater, hat hier schon wertvolle Arbeit für Eltern geleistet.

Solche Angebote bieten einen geschützten Raum, um sich auch außerhalb der Therapie mit eigenen Ressourcen zu verbinden und immer vertrauter mit der »neuen Sprache« der Selbstfürsorge und des Selbstmitgefühls zu werden – oft schon mit kurzen Übungseinheiten am Tag.

FAZIT

Ressourcenfördernde und imaginative Ansätze zur Förderung von Selbstfürsorge und Selbstmitgefühl sind sehr effektiv in der Burnout-Therapie von Müttern und werden von den Betroffenen auch gut angenommen.
Wichtig bleibt aber in jeder Therapiephase: Alle Angebote sind als Einladung zu verstehen. Ziel ist es, innere Räume für einen besseren Selbstbezug, zur individuellen Entlastung und zur Förderung von Entspannung zu öffnen, nicht zusätzliche »To-dos« und neuen Druck zu schaffen. Die Patientin soll ermutigt werden, neugierig auszuprobieren, was für sie funktioniert – in dem Wissen, dass Selbstfürsorge und Selbstmitgefühl ein wichtiger Schlüssel in der Therapie sind.

3.5 Systemischer Blick

Im vorliegenden Therapieansatz richtet sich der Schwerpunkt bewusst zunächst auf die Mutter selbst – ihre innere Neuausrichtung, Stabilisierung und Stärkung stehen im Zentrum der therapeutischen Arbeit. Dieser *Fokus auf das Individuum* mag bei einigen

Leserinnen und Lesern die Frage aufwerfen, weshalb die Interaktion mit den Kindern, dem Partner oder anderen Familienangehörigen nicht von Beginn an stärker einbezogen wird.

Diese Überlegung ist berechtigt, denn tatsächlich entsteht die Burnout-Symptomatik bei Müttern ja häufig in der direkten Interaktion mit diesem nahen sozialen Umfeld. Aus ätiologischer Sicht lässt sich daher die Ursache oft in dysfunktionalen Dynamiken innerhalb dieses Bezugssystems verorten. Für den therapeutischen Prozess bedeutet dies jedoch nicht, dass die Arbeit direkt »im Äußeren« und mit dem Auflösungsversuch der dysfunktionalen Interaktionen beginnen sollte. Vielmehr zeigt die klinische Erfahrung, dass nachhaltige Veränderung zunächst einer inneren Klärung und Neuausrichtung bedarf.

MERKE

Bevor eine Mutter ihre familiären Beziehungen (inkl. ungünstiger Interaktionen mit den Kindern und in der Partnerschaft) neu ordnen oder verbessern kann, muss sie sich selbst wieder als handlungsfähig, gestärkt und innerlich sortiert erleben.

In der frühen Phase der Therapie geht es deshalb vorrangig darum, dass die Frau sich auf sich selbst konzentriert – sowohl in der Analyse ihrer Belastungsquellen als auch in der Aktivierung innerer Ressourcen. Hierzu zählt die Erfassung ihrer momentanen physischen, emotionalen und sozialen Kraftquellen ebenso wie die schrittweise Entwicklung von Bereichen der Selbstfürsorge, der Selbstwirksamkeit und des Selbstzugangs. Der Aufbau von Selbstmitgefühl ist dafür ein hilfreicher und wirkungsvoller therapeutischer Weg.

Erst wenn eine tragfähige innere Stabilität erreicht ist – meist im mittleren Verlauf des therapeutischen Weges –, rückt das soziale Umfeld in den Fokus. Nun geht es darum, das Bezugssystem gezielt einzubeziehen. Wichtiges Ziel ist es, die Familie nicht mehr vorrangig als Quelle der Belastung und Anstrengung wahrzunehmen, sondern neu zu bewerten und in seiner eigentlichen Bedeutung wieder zu erkennen: als Ressource, als Halt und als wichtiges soziales Netz.

WICHTIG

Das Familiensystem wird zunächst nicht direkt fokussiert, sondern die Mutter selbst wird ins Zentrum gerückt. Nach einem erfolgreichen Veränderungsprozess können die Frauen mit Burnout-Symptomatik ihre Familie und ihre Kinder in der Regel wieder als das wahrnehmen, was sie sind – nämlich als wertvolle Ressource, die jetzt wieder voll und ganz als solches wertgeschätzt werden kann.

Ein Blick auf die von mir entwickelte Therapiepyramide (→ Abb. 4-1), die im folgenden Kapitel detailliert vorgestellt wird, verdeutlicht diese therapeutische Gewichtung:

Fünf der sieben Schritte beziehen sich ausschließlich auf die Frau selbst. Das soziale

Umfeld wird erst dann explizit berücksichtigt und als Veränderungsraum betrachtet, wenn bereits eine innere Stärkung erfolgt ist.

In jeder Phase der Therapie kann es aber nötig sein, das Unterstützungssystem zu erweitern – etwa durch Paargespräche, familienbezogene Beratung oder ergänzende therapeutische Hilfen für stark mitbetroffene Familienangehörige. Gerade die Kinder dekompensieren häufig zeitgleich oder auch schon vor ihren Müttern. Dies sollte natürlich unbedingt beachtet werden, um möglichst schnell therapeutische Hilfe einleiten zu können. Bei größeren Kindern können hier oft auch Schulpsychologinnen und -psychologen wichtige Ersthilfe anbieten und dann klären, ob noch eine intensivere Unterstützung nötig ist.

Die Themenschwerpunkte der 20 Arbeitsblätter dieses Buchs spiegeln diese Gewichtung auch wider: Während es in den Arbeitsblättern 1 bis 17 v.a. um die Frauen selbst geht, wird im fortgeschrittenen Therapieprozess »das System« auch konkret einbezogen (Arbeitsblatt 18 und Arbeitsblatt 19).

Die 10 geführten Imaginationen sind nach dem gleichen zugrundeliegenden Prinzip konzipiert: Sie zielen überwiegend auf die Wiederherstellung der inneren Ordnung, der Selbstverbindung und des Selbstmitgefühls der Frauen selbst ab. Lediglich → Imagination 10 (»Ein liebevoller Blick auf mein Kind«) bezieht explizit auch das Familiensystem mit ein – in dem Fall das schlafende Kind bzw. die Kinder. In dieser Imagination kann der Anblick des eigenen Kindes – bewusst in einer liebevollen, emotional entlasteten Form – genutzt werden, um neue Perspektiven einzunehmen und die emotionale Beziehung zum Kind zu regulieren. Ziel ist es, wieder einen behutsamen, stärkenden Zugang zum Kind herzustellen und den Kontakt als potenzielle Ressource für innere Orientierung zu nutzen – ohne in dieser Phase alte Muster, Schuldgefühle oder Erwartungen zu reaktivieren.

MERKE

Die (Wieder-)Herstellung von konfliktarmen und tragenden familiären Strukturen und einer stabilen Mutter-Kind-Beziehung sind wichtige Effekte der Therapie, die jedoch bei diesem Therapieansatz überwiegend indirekt und zeitversetzt entstehend. Zunächst fokussiert die Therapie explizit auf die Stärkung der Mutter als tragende Säule eines sonst instabilen Systems.

Neurobiologische Aspekte im Kontext der Eltern-Kind-Interaktion

Abschließend sollen auch noch neurobiologische Aspekte im Kontext der Eltern-Kind-Interaktion beleuchtet werden. Wie bereits ausgeführt, aktivieren gerade die *Selbstmitgefühlsimaginationen* die Botenstoffen Oxytocin und Dopamin, die zentrale Aufgaben bei der Vermittlung von Wohlbefinden und Bindungsverhalten haben. Zudem zeigen neurobiologische Studien, dass Mitgefühl und verwandte mentale Prozesse dopaminerge Belohnungsnetzwerke aktivieren – vergleichbar mit jenen, die auch bei motivierendem Verhalten oder Eltern-Kind-Interaktionen eine Rolle spielen (Feldmann, 2015).

Für Eltern bzw. Mütter bedeutet dies konkret: Eine gestärkte Selbstbeziehung durch Selbstmitgefühlsinterventionen kann nicht nur das eigene Wohlbefinden fördern, sondern auch das elterliche Fürsorgeverhalten verbessern und den Raum für eine liebevollere Eltern-Kind-Interaktion öffnen.

Erste empirische Modelle legen nahe, dass hohe Selbstmitgefühlsniveaus der Eltern ihre Fähigkeit unterstützen, auf kindliche emotionale Herausforderungen einfühlsamer und stabiler zu reagieren – was wiederum sichere Bindung und empathische Entwicklung der Kinder fördert (Lathren et al., 2020; Scatliffe et al., 2019).

Dieser biologische Aspekt zum Nutzen einer Stärkung des eigenen Selbstfürsorgesystems auch im Sinne der Kinder kann in der Therapie im Rahmen der Psychoedukation mit den Müttern besprochen werden. Häufig steigt dadurch noch mal die Motivation für den Therapieansatz, und die ständige Sorge, sich womöglich doch »egoistisch« zu verhalten, wird entkräftet.

MERKE

Eine gestärkte Selbstbeziehung durch Selbstmitgefühlsimaginationen kann nicht nur das eigene Wohlbefinden fördern, sondern vermutlich auch das elterliche Fürsorgeverhalten verbessern und dabei unterstützen, auf kindliche emotionale Herausforderungen einfühlsamer und stabiler zu reagieren.

4 Sieben Stufen einer Pyramide: Der Weg aus dem Mütter-Burnout

Aufbau und zentrale Anwendungsprinzipien der Therapiepyramide

Die siebenstufige Therapiepyramide bietet eine strukturierte Handlungshilfe für Therapeutinnen und Therapeuten, um Mütter mit Überlastungssymptomen und Burnout gezielt und nachhaltig zu unterstützen. Sie dient als Orientierung, um schrittweise an das komplexe Problemfeld heranzugehen, ohne vorschnell auf Lösungen hinzuarbeiten oder noch mehr Druck durch neue »To-dos« zu erzeugen (→ Abb. 4-1).

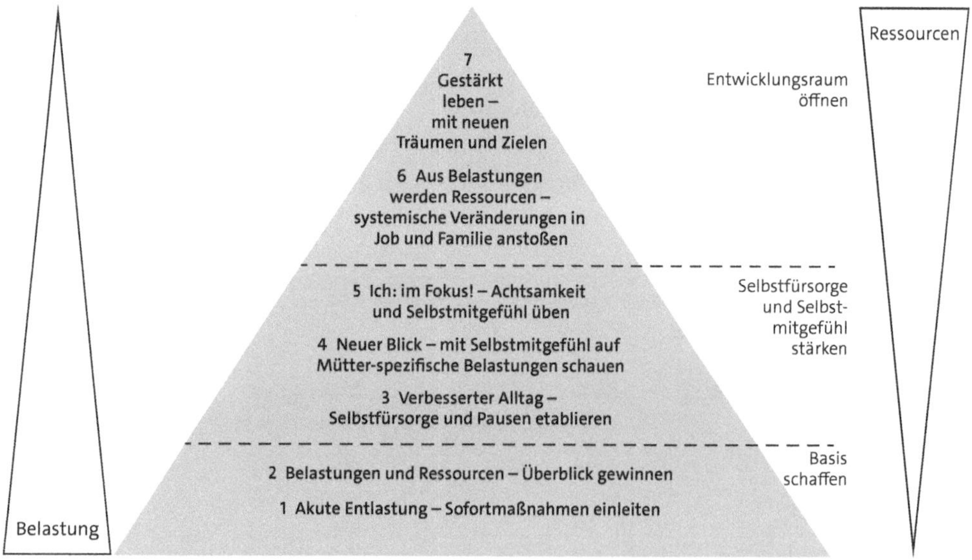

Abb. 4-1: Die Therapiepyramide: Der Weg aus dem Mütter-Burnout

Die Pyramide ist in *sieben Stufen* und *drei Therapiephasen* aufgeteilt.

Über alle Stufen hinweg erfolgt eine zunehmende *Ressourcenaktivierung und Belastungsabnahme.*

Die drei Therapiephasen der Pyramide:

1. Basis schaffen
2. Selbstfürsorge und Selbstmitgefühl stärken
3. Entwicklungsraum öffnen

Die sieben Stufen der Pyramide:

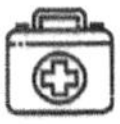

- **Stufe 1:** Akute Entlastung – Sofortmaßnahmen einleiten

- **Stufe 2:** Belastungen und Ressourcen – Überblick gewinnen

- **Stufe 3:** Verbesserter Alltag – Selbstfürsorge und Pausen etablieren

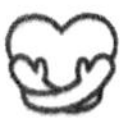

- **Stufe 4:** Neuer Blick – mit Selbstmitgefühl auf Mütter-spezifische Belastungen schauen

- **Stufe 5:** Ich: im Fokus! – Achtsamkeit und Selbstmitgefühl üben

- **Stufe 6:** Aus Belastungen werden Ressourcen – systemische Veränderungen in Job und Familie anstoßen

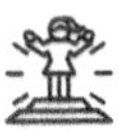

- **Stufe 7:** Gestärkt leben – mit neuen Träumen und Zielen

Ein *zentrales Prinzip der Therapiepyramide* ist, dass das Modell *keine standardisierten Lösungen* vorgibt, sondern der Patientin den Raum gibt, ihre eigenen Antworten zu finden. Die therapeutische Haltung ist dabei von Empathie, Geduld und zugleich einem strukturierten Vorgehen geprägt. Anstatt aber vorschnell mit klassischen Veränderungsprogrammen oder Modifikationstrainings zu arbeiten, liegt der Fokus darauf, die Patientin darin zu unterstützen, selbstständig neue Perspektiven zu entwickeln. Viele meiner Patientinnen erleben bereits durch die Würdigung ihrer Belastungssituation und diese Botschaft eine innere Entlastung, die dann zu natürlich entstehenden Veränderungen führt. Die sichtbaren Veränderungen im Leben der betroffenen Mütter können sich dann ganz unterschiedlich – und auch zu verschiedenen Zeitpunkten – bemerkbar machen. In den oberen Stufen der Pyramide wird dieser Prozess therapeutisch unterstützt.

Das Modell betont, dass nachhaltige Veränderung nicht durch schnelle, direktive und »ganz einfache« Interventionen entsteht, sondern dadurch, dass die Patientin zunächst ein neues Gefühl für sich selbst, ihre Belastungen, ihre Grenzen, aber auch ihre Ressourcen entwickelt. Dadurch wird es für die Betroffenen möglich, zunehmend *individuelle Lösungswege* für sich entdecken, die zuvor zwar auch da gewesen wären, aber nicht gesehen wurden. Diese Wege können sehr unterschiedlich ausfallen – von praktischen Veränderungen in der Arbeitswelt oder der familiären Arbeitsteilung bis hin zu einem neuen Umgang mit eigenen Grenzen oder einem gezielten Stressregulationstraining. In manchen Fällen ist es auch erforderlich, zunächst traumatische Erfahrungen, die im Kontext von Kinderwunsch, Schwangerschaft und Geburt entstanden sind, aufzuarbeiten, um wieder handlungsfähig im Alltag zu werden und sich damit aktuellen Herausforderungen stellen zu können.

Ein zentraler Aspekt in der therapeutischen Anwendung der Pyramide ist somit der, nicht zu schnell in die Veränderungsphase überzugehen. Häufig entsteht im therapeutischen Prozess der Impuls, zügig mit Interventionen zu beginnen – doch dies kann Druck erzeugen und den inneren Freiraum einschränken, der für nachhaltige Veränderung erforderlich ist. Stattdessen soll ausreichend Zeit für die Problemanalyse und Ressourcensuche aufgewendet werden, bevor gezielte Veränderungsimpulse gesetzt werden.

Die Therapiepyramide ist auch kein starres Modell, das linear von unten nach oben durchlaufen werden muss, sondern lediglich eine Handlungsempfehlung, die individuell angepasst werden darf. Je nach individueller Situation der Patientin und auch nach persönlichen Vorkenntnissen können die Stufen auch in einer anderen Reihenfolge bearbeitet werden, wenn dies sinnvoller erscheint.

WICHTIG

Ein zentraler Aspekt der Anwendung der Pyramide ist es, keine standardisierten Lösungen vorzugeben und nicht zu schnell in die Veränderungsphase überzugehen. Die Stufen der Pyramide sind nicht als festgeschriebener Weg zu verstehen, sondern unterstreichen das Prozesshafte in der Entwicklung. Die therapeutische Haltung ist dabei von Empathie, Geduld und zugleich einem strukturierten Vorgehen geprägt.

Bei der Anwendung der Therapiepyramide sollten folgende Grundprinzipien beachtet werden:

Stufe 1 und 2 haben zunächst Priorität

Ohne eine akute Entlastung ist keine Veränderung möglich. Diese »Soforthilfe« kann beispielsweise durch eine Krankschreibung, die Organisation oder Verordnung einer Haushaltshilfe, durch die Verordnung einer vorübergehenden schlaffördernden oder antidepressiven Medikation oder durch andere kurzfristige Entlastungsmaßnahmen erfolgen. In einigen Fällen kann bereits die Inanspruchnahme der Therapie selbst eine erste Veränderung bewirken, die neue Strukturen schafft.

WICHTIG

Trotz Stufen-Reihenfolge ist eine gewissen Flexibilität sinnvoll. Die Stufen 1 und 2 sollten dagegen unbedingt in dieser Reihenfolge eingehalten werden.

Einige meiner Patientinnen mussten zu Therapiebeginn zunächst ihre Woche umstrukturieren, um eine regelmäßige ambulante Psychotherapie zu ermöglichen und in ihren Alltag zu integrieren. Dies führte oft bereits dazu, dass sie – allein um die Therapie möglich zu machen – neben der Sitzung als solcher auch noch die Zeit davor und/oder danach nützen können, um etwas Zeit für sich (z. B. in Form eines Spaziergangs oder Café-Besuchs) zu haben. Wenn sogar ein ganzer fester Vormittag aus dem Therapietag wird, ist schon viel gewonnen und ein erster relevanter Schritt in Richtung Veränderung gemacht.

Aus genau diesem Grund ist auch davon abzuraten, ausschließlich Online-Therapiesitzungen mit Müttern zu machen. Dies ist zwar praktisch und kann selbstverständlich in Ausnahmen, z. B. wenn ein Kind erkrankt ist, sinnvoll sein. Die Therapiestunde selbst sollte aber eben nicht »mal noch schnell in den engen Zeitplan eingefügt« werden, sondern »Zeit für sich« sollte ja eine neue, deutlich höherer Priorität bekommen. Somit ist das persönliche Format unbedingt zu empfehlen.

WICHTIG
Es ist davon abzuraten, ausschließlich oder schwerpunktmäßig Online-Therapiesitzungen mit Müttern zu machen, sondern die »Zeit für sich« sollte bewusst genommen werden. In der Anfangsphase, wenn die Belastung noch sehr hoch und die Ressourcen sehr knapp sind, können Online-Sitzungen aber natürlich hilfreich sein.

Regelmäßige Ressourcenstärkung von Beginn an

Schon von Anfang an sollte die Patientin auf die Stärkung ihrer eigenen Ressourcen hingeführt werden. Dies kann zunächst ganz allgemein sein im Sinne von »etwas Schönes für sich tun« und dann – sobald die Patientin in das Ressourcenkonzept eingeführt wurden (i. d. R. in Stufe 2) – sollte ganz gezielt auf die aktive Stärkung der Ressourcen hingearbeitet werden, nach jeder Sitzung und idealerweise bereits während der Sitzung. Hierbei dürfen sowohl erste kleine therapeutische Hausaufgaben gegeben werden, um von Anfang an die Wichtigkeit dieser Faktoren zu signalisieren. Dabei sollten es zu Beginn explizit »ganz kleine Dinge«, wie eine bewusste Tasse Tee mitten im Alltag, sein und nicht der Vorsatz, jetzt täglich joggen zu gehen. Auch hier gilt der Grundsatz, dass keine neuen, nicht zu schaffenden »To-do-Listen« entstehen sollen, sondern vielmehr langsam ein Umdenkungsprozess beginnen kann. Eine feine Justierung ist dabei vom Therapeuten durchaus gefordert.

Die Erfahrungen sollten dann in der Folgesitzung anfangs immer aufgegriffen und ggf. durch neue Ideen bereichert werden. Durch diese kontinuierliche Aktivierung übernimmt die Patientin die Ressourcennutzung zunehmend in ihr eigenes automatisches Denken und Handeln. Außerdem bekommen die Therapiesitzungen gleich einen schönen, ressourcenorientierten Rahmen.

WICHTIG

Die Förderung der eigenen Ressourcen ist ein kontinuierlicher Prozess, der schon von Beginn an angestoßen und vor allem aufrechterhalten werden sollte und dadurch zunehmend in das Denken und Handeln der Betroffenen integriert werden kann!

Selbstfürsorge als Basis ab Stufe 3

> *»Ich wünsche mir, dass ich lerne, auch mit mir selbst etwas besser umzugehen. Für meine Kinder tue ich Tag für Tag alles, was in meiner Kraft steht. Für mich selbst bleibt da keine Energie mehr übrig. Auch denke ich oft nur dann an mich selbst, wenn mir akut körperlich etwas weh tut und ich somit schmerzhaft an meine Grenzen stoße.«*
>
> *Mutter von drei kleinen Kindern – in ambulanter Psychotherapie*

In das Konzept der Selbstfürsorge wird die Patientin ab Stufe 3 eingeführt. Diese Änderungen sind in der Regel für jeden gut nachvollziehbar und bedürfen weniger therapeutischer Erklärungen als vielmehr ein gutes Motivieren und Sensibilisieren der betroffenen Mutter. Zentraler Aspekt ist, zu lernen, die Priorität der Selbstfürsorge entsprechend hochzusetzen. Da dies jedoch zumindest anfangs in der Regel nicht einfach so möglich ist, ist auch hier Geduld, aber zugleich auch eine gewisse Hartnäckigkeit von Seiten des Therapeuten zu empfehlen. Kleine Schritte und Dinge im Alltag sind hier anfangs vollkommen ausreichend. Die Regelmäßigkeit und dazu anzuregen, »zunehmend im Alltag daran zu denken«, ist zunächst das Hauptziel.

WICHTIG

Die Förderung von mehr Selbstfürsorge – neben der Fürsorge für andere – ist eines der zentralen und sich durchziehenden Elemente der Therapie!

Selbstmitgefühl als zentraler Therapieansatz ab Stufe 4

> *»Möge ich zu mir selbst so liebevoll und empathisch sein, wie zu meinen Kindern.«*
>
> *Persönliches Mantra, entwickelt von einer Mutter von vier Kindern für sich selbst*

Wie bereits im Kapitel zum »Selbstmitgefühl« ausführlich geschildert wurde (→Kapitel 3.2), ist dies der zentrale Ansatz meines therapeutischen Vorgehens und zugleich das komplexeste Element. Dass erste Erfolge nicht von Beginn an da sind, sollte für Patientin und Therapeut nicht schnell entmutigend sein, sondern vielmehr als nachvollziehbar eingeordnet werden. Oft ist der Ansatz gerade für sehr überlastete Menschen anfangs auch noch sehr fremd und herausfordernd – nicht zuletzt deshalb, da ja hier ein gänzlich neuer Umgang mit den eigenen Belastungen und »Schwächen« geübt wird. Es hat sich dabei aus meiner Erfahrung heraus bewährt, das Konzept des Selbstmitgefühls nicht schon von Beginn an einzuführen, sondern erst, wenn schon »etwas Land gewonnen« ist. Ist die akute Belastung zu hoch, geht es zunächst um Stabilisierung und Soforthilfe und erst im zweiten Schritt ist eine Veränderung des Umgangs mit sich selbst möglich.

Als Metapher ist hier das Bild einer ertrinkenden Person bei stürmischem Meer hilfreich. Fühlen sich das eigene Befinden und der Alltag noch nach einem »Überlebenskampf« an, muss diejenige zunächst gerettet und akut versorgt werden (z. B. mit einem Rettungsring), um dann – wenn sich die Atmung beruhigt hat – weitere Schritte gehen zu können. Im Überlebenskampf kann Selbstmitgefühl nicht neu gelernt werden – soweit meine Erfahrung.

Selbstmitgefühl stellt dann die zentrale Grundlage für alle Veränderungswege dar. Denn erst wenn ich meine Belastungen ernst nehmen und einen wohlwollenden akzeptierenden Umgang damit finde, schaffe ich Raum für neue Entwicklungen. Ansonsten scheitern Veränderungsversuche oft vorschnell oder sind nicht nachhaltig entlastend.

WICHTIG

Die Entwicklung von Selbstmitgefühl ist die zentrale Grundlage für Veränderungswege. Es hat sich bewährt, dieses Konzept nicht von Beginn an, sondern erst im Verlauf nach akuter Stabilisierung anzuwenden.

Gleichgewicht aus Ressourcenförderung und Problemaktualisierung halten

In den meisten »Mütterbiografien« gibt es eine Summe an Mütter-spezifischen Belastungen, die vielleicht zunächst als gar nicht so wichtig eingeordnet werden. Dies ist sowohl der Fall bei dem Blick auf Alltagsbelastungen, die oft erst in der Kumulation von »Kleinigkeiten« relevant werden. Nicht vergessen werden sollte aber auch, dass gerade auch Frauen, die über 30 oder gar 40 Jahre alt sind, in einem hohen Prozentsatz schon Erfahrungen haben mit längeren Phasen von unerfülltem Kinderwunsch, Aborten, Schwangerschaftsabbrüchen, schwierigen Schwangerschaften oder Geburten (inkl. Traumatisierungen) und Belastungen in der ersten Zeit als Mutter. Diese Erlebnisse werden oft erst auf Nachfrage berichtet, da der Blick darauf oft sehr schmerzlich ist und daher »Vermeidung« eine gut nachvollziehbare, wenn auch auf Dauer in der Regel nicht hilfreiche Umgangsstrategie darstellt. Auch können, z. B. bei Schwangerschaftsabbrüchen, Scham- und Schulderleben eine bedeutende Rolle spielen. Therapeutische Feinfühligkeit ist hier gefordert, um einen behutsamen Raum für diese

Themen anzubieten. Wie von Klaus Grawe, dem bekannten Psychotherapieforscher (Grawe, 1994 et al., 2000), als zentrale Wirkfaktoren der Psychotherapie herausarbeitet wurde, ist neben einer guten therapeutischen Beziehung, einer motivationalen Klärung und einer Ressourcenaktivierung auch die Problemaktualisierung zentral für eine erfolgreiche Psychotherapie.

Bei einer zu einseitigen Fokussierung auf »das Gute« kann bei Betroffenen der Eindruck entstehen, dass Belastungen nicht so sehr beachtet werden sollten. Dies hat sich aber als ungünstig erwiesen.

WICHTIG

Es ist sehr bedeutsam, neben dem Fokus auf Ressourcen und Problembewältigung auch genügend Raum für die Mütter-spezifischen Belastungen zu geben. Ziel ist eine gute Balance der Belastungs- und Ressourcenwaage.

Das Therapieende in der Stufe 7

»Endlich fühle ich mich wieder freier, gelassener und gekräftigt. Ich kann mein Glück kaum fassen! Ich wage nun auch endlich wieder, zu träumen und schöne Dinge für mich selbst zu planen, und denke nicht dauernd, dass es sowieso nicht klappt!«

Mutter am Ende ihrer teilstationären Therapie

Die Stufe 7 ist die letzte Stufe des Therapieprozesses, aber nicht gleichzeitig die letzte Stufe des Entwicklungsprozesses. Diese persönliche Weiterentwicklung läuft ab dann selbstständig weiter – ohne den therapeutischen »Lotsen«. Ein behutsames Ausschleichen der Therapiefrequenz, zunächst vierzehntägig und später in noch größerem zeitlichem Abstand, begleitet diesen Prozess der Selbstentwicklung. Die Patientin ist nun – nach der Erfahrung einer tragenden therapeutischen Beziehung – fähig, ihre Zukunft und ihr Leben wieder selbstständig zu gestalten (vgl. Ansatz von Serge Sulz; Sulz, 2017).

In der Regel haben sich in der Stufe 7 die zuvor bestehende Belastung schon deutlich reduziert und Lebenszufriedenheit und -qualität relevant verbessert. Zudem sind Depressivität und Ängstlichkeit gesunken, das Selbstvertrauen und Selbstwertgefühl gestiegen und die Frauen beschreiben, wieder mehr Energie und Kraft zu spüren, um ihre vielen täglichen Aufgaben bewältigen zu können. Auch körperliche Beschwerden sind nun in der Regel deutlich rückläufig.

Die Besonderheit in dieser Therapiephase ist, dass nun auch wieder innerer Raum für Entwicklung neuer Träume und Ziele vorhanden ist – ob nun für ganz kleine Dinge, oder auch für große zukünftige Projekte. Diese Träume und persönlichen Wünsche dürfen selbstverständlich auch in der Therapie thematisiert werden. Machbarkeitsfragen sind dabei aber eher zurückzustellen, der Fokus sollte hingegen darauf gelegt werden, den positiven Blick auf die Zukunft zu stärken.

WICHTIG

In der Stufe 7 ist zwar die Therapie zu Ende, nicht aber die persönliche Entwicklung der Personen. Dafür ist nun der Raum geöffnet – ebenso wie für das individuelle Träumen und Wünschen. Machbarkeitsfragen sind dabei zweitrangig.

Der Einsatz von Arbeitsblättern und Imaginationsübungen

Auf den ersten Blick mag es widersprüchlich erscheinen, einerseits einen neuen, feinfühligen und emotionalen Zugang zu sich selbst aufzubauen – nämlich mehr Selbstmitgefühl zu entwickeln – und andererseits mit strukturierten Arbeitsblättern, »Checklisten« und festgelegten Sätzen und Schemata, wie dem B-E-Z-Schema, sowie regelmäßigen Übungen in Form von Imaginationen zu arbeiten.

Tatsächlich erweist sich dieser Weg jedoch in der Praxis als ausgesprochen hilfreich. Die klinische Erfahrung zeigt, dass gerade Menschen, die zu hoher Selbstkritik und inneren Forderungen neigen, mit allgemeinen Appellen wie »Seien Sie freundlicher zu sich selbst« nur schwer etwas anfangen können. Solche Aufforderungen bleiben oft abstrakt und führen nicht zu einem spürbaren inneren Anklang. Um eine neue, mitfühlende Haltung sich selbst gegenüber wirklich erfahrbar zu machen, braucht es daher zunächst eine Art »Annäherung von außen« – die konkrete Sprachstrukturen, klare Schritte und wiederholte Übung einbezieht.

Ein Vergleich mit dem Erlernen einer neuen Sprache macht dies deutlich: Zunächst helfen Begegnungen mit der Sprache über Radio, Fernsehen oder Gespräche, um ein Gefühl für den Klang und Rhythmus der Sprache zu entwickeln und erste Wörter aufzunehmen. Gleichzeitig ist es auch notwendig, Vokabeln und Satzstrukturen zu lernen. Genauso verhält es sich beim Aufbau von Selbstmitgefühl: Imaginationen, innere Bilder oder meditative Übungen vermitteln die »Sprachmelodie«. Zugleich wird dabei ein Gefühl von Wärme und Geborgenheit angeregt. Parallel benötigt man »Grammatik und Vokabeln« in Form von sprachlichen und strukturellen Elementen. Damit werden konkrete Satzstrukturen entwickelt und Übungsprozesse begleitet. Passende Arbeitsblätter helfen dabei.

MERKE

Die klinische Erfahrung zeigt, dass die Aufforderung »Seien Sie freundlicher und mitfühlender mit sich« meist zu abstrakt und fremd bleibt und es hilfreich ist – vergleichbar dem Lernen einer neuen Sprache –, konkrete Hilfestellungen in Form von vorformulierten Sätzen, Arbeitsblättern und Imaginationsübungen zu geben. Der Einsatz sollte aber flexibel nach Bedarf gestaltet werden.

Zusammenfassend bietet die Therapiepyramide einen *strukturierten*, aber zugleich *flexiblen Rahmen*, der eine *achtsame und nachhaltige Begleitung* von Müttern mit Burnout-Symptomatik ermöglicht. Sie unterstützt Therapeutinnen und Therapeuten darin, die verschiedenen Aspekte der Überlastung gezielt zu erfassen und Veränderungsprozesse nicht zu forcieren, sondern behutsam zu begleiten. Der Fokus liegt dabei darauf, dass die Patientin ihren eigenen Weg findet, um mit den Herausforderungen umzugehen.

Ziel ist die Wiederherstellung der mentalen und körperlichen Gesundheit der Frauen.

4.1 Therapiephase »Basis schaffen«

Übersicht

Stufe 1: Akute Entlastung – Sofortmaßnahmen einleiten (AB 1–2)
Stufe 2: Belastungen und Ressourcen – Überblick gewinnen (AB 3–8)
Imagination 1: Aufmerksamkeit für dich selbst
Imagination 2: Kurze Atemmeditation

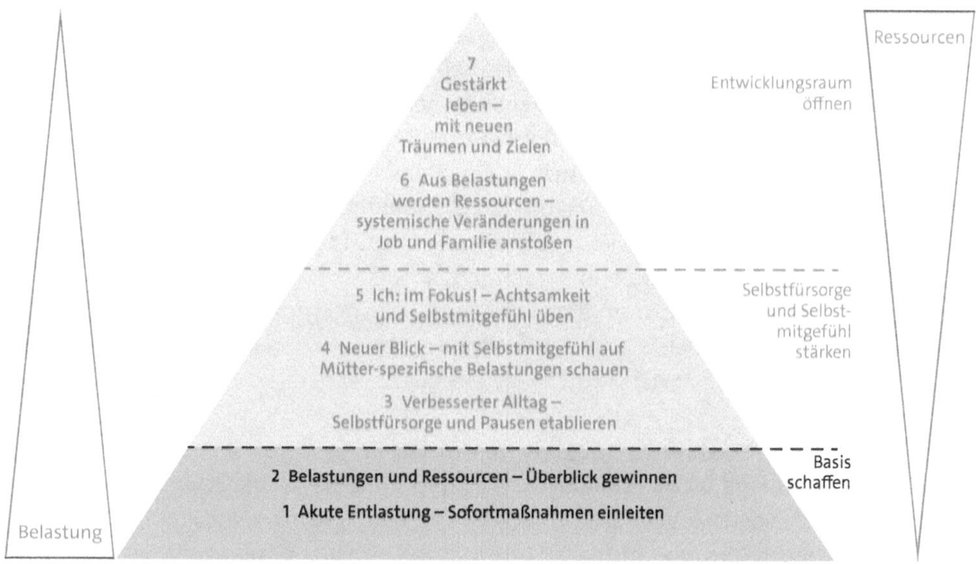

Stufe 1: Akute Entlastung – Sofortmaßnahmen einleiten

In der initialen Phase der Burnout-Therapie bei Müttern, der *Stufe 1*, steht eine erste *Stabilisierung und akute Entlastung* im Vordergrund. Nach der Anamneseerhebung und differenzialdiagnostischen Abklärung der Symptomatik gilt es zunächst zu prüfen, in welchem Ausmaß die Patientin konkreten und möglicherweise sogar sofortigen Unterstützungsbedarf hat. Gerade wenn Frauen noch kleine Kinder oder gar Säuglinge haben, ist dies nicht nur für die Betroffene selbst wichtig, sondern essenziell für die Kinder. Hier hat die Aktivierung des sozialen Unterstützungsnetzwerks, auch in Form der Einbeziehung der Lebens- bzw. Ehepartner, höchste Priorität.

Wenn keine akute Krisensituation besteht, können in Ruhe die nächsten Schritte geplant und mit der Patientin abgestimmt werden.

Mögliche Erstmaßnahmen können kurzfristig hilfreiche Maßnahmen sein, wie eine vorübergehende Krankschreibung, die Einleitung einer schlaffördernden oder gegebenenfalls antidepressiven Medikation oder die direkte Entlastung von familiären Aufgaben durch hinzugezogene Hilfen, z.B. aus dem Verwandten- oder Freundeskreis.

Das *primäre Ziel* dieser Maßnahmen ist eine *erste Stabilisierung* sowie die Wiederherstellung einer basalen Alltagsfähigkeit, welche die Voraussetzung für eine *ambulante psychotherapeutische Behandlung* ist. Ist diese Alltagsfähigkeit nicht gegeben – etwa, wenn die Patientin nicht in der Lage ist, die Tagesstruktur aufrechtzuerhalten oder die Grundversorgung für sich und ihre Kinder zu gewährleisten – sollte über eine teilstationäre oder stationäre psychosomatische oder psychiatrische Therapie nachgedacht werden. Unbedingt notwendig ist eine stationäre psychiatrische Therapie, wenn akute Suizidalität vorliegt.

Bei stationären Therapien stellt oft die Frage der Kinderbetreuung in dieser Zeit ein zentrales Hindernis für die Behandlung dar. Mütter-Kind-Einrichtungen stehen nur in sehr begrenztem Umfang zur Verfügung und meist ausschließlich für Mütter mit Säuglingen, sodass in anderen Konstellationen individuelle Lösungen gefunden werden müssen. Die in Deutschland auch verfügbaren Mütter-Kind-Kuren haben in der Regel Wartezeiten von ca. einem Jahr und sind daher keine Direkthilfe.

Es empfiehlt sich, gemeinsam mit der Patientin systematisch nach Möglichkeiten zu suchen und sie gleichzeitig darin zu bestärken, dass eine intensive Therapie in aller Regel dazu beiträgt, dass sie im Anschluss wieder deutlich belastbarer ist und ihre Versorgungsaufgaben besser wahrnehmen kann. Viele Frauen benötigen in dieser Situation eine *klare, konkrete und wiederholte Motivation*, da sonst keine Möglichkeit gesehen wird, eine Behandlung aufzunehmen – selbst dann, wenn bereits eine erste medizinische Notwendigkeit besteht. Es gibt zudem die Option einer über die Krankenkasse verordneten Haushaltshilfe für Familien mit Kindern unter 12 Jahren. Dies kann eine große Hilfe bei der Aufrechterhaltung des Alltags bei schweren Krankheitszuständen sein.

Hilfreiche Sofortmaßnahmen bei schweren Burnout-Zuständen können sein:

- Krankschreibung
- Einleitung einer begleitenden medikamentösen Therapie, insbesondere Schlafmedikation
- Aktivierung des sozialen Unterstützungssystems zur Betreuung der Kinder und des Haushalts
- Abklärung, ob Suizidalität oder Fremdgefährdung vorliegt
- Ggf. Einleitung einer teilstationären oder stationären Therapie bei schwereren Verläufen
- Ggf. Verordnung einer Haushaltshilfe über die Krankenkasse

KLINISCHER HINWEIS

Mütter mit schwererer Burnout-Symptomatik weisen nicht selten relevante psychiatrische Symptome auf. Dazu zählen Denkstörungen, depressive Symptomkonstellationen (inkl. Suizidalität) sowie ausgeprägte Ängste oder Zwangsgedanken. Auch komorbider Suchtmittelgebrauch ist relativ häufig und sollte unbedingt explizit exploriert werden. Aufgrund von Scham wird dies oft nicht spontan berichtet.

In diesen schwereren Fällen sollte geprüft werden, ob eine psychiatrische Mitbehandlung oder auch eine stationäre oder ggf. teilstationäre Therapie indiziert ist. Häufig reicht aber auch eine begleitende medizinische Mitbetreuung durch den Hausarzt aus. In besonderen Konstellationen – beispielsweise bei komorbiden somatischen Erkrankungen oder besonders ausgeprägten psychiatrischen Symptomen – kann jedoch auch eine Mitbehandlung über einen psychiatrischen Facharzt notwendig sein. Eine begleitende medikamentöse Therapie, insbesondere zur Verbesserung der Schlafstörungen, ist häufig sinnvoll und sollte in das Gesamtbehandlungskonzept integriert werden. Selbstverständlich sind hier individuelle Besonderheiten, wie Schwangerschaft und Stillzeit, bei der Wahl der Präparate zu berücksichtigen.

Der Einstieg in den therapeutischen Prozess

Auch wenn die erste Phase der Behandlung stark durch praktische Überlegungen, Sofortmaßnahmen und medizinische Fragestellungen bestimmt ist, ist es sinnvoll, gleich parallel den *therapeutischen Prozess einzuleiten*. Dieser beginnt mit einer *ausführlichen und validierenden Bestandsaufnahme der Lebenssituation* der betroffenen Frau. Es hat sich bewährt, sich hier z. B. einen *»typischen Wochentag«* genau schildern zu lassen, inklusive der individuellen Verantwortlichkeiten in der Familie. Auch die Frage, wer alles zum »System« gehört, ist sehr wichtig – auch in Hinblick auf *vorhandene Unterstützungssysteme*.

Eine erste *therapeutische Rückmeldung* an die Frauen, dass es sich alles nach *»sehr viel«* anhört und dass ihr Leben aktuell *»sehr anstrengend und belastend«* klingt, kann bereits sehr hilfreich sein. Sie fühlen sich dann in der Regel ernst genommen und verstanden. Auch beginnen die betroffenen Frauen als Reaktion auf solche wertschätzenden und verständnisvollen Äußerungen des Therapeuten oder Arztes oft direkt zu weinen und erleben dadurch schon eine kleine Entlastung. Zudem ist das Vorgehen hilfreich zum *Aufbau der therapeutischen Beziehung*.

Dringend abzuraten ist dagegen, schon jetzt komplexere Veränderungen anregen zu wollen, wie z. B. »Sie sollten Ihre Arbeitszeit reduzieren«. Im Sinne des bio-psycho-sozialen Entstehungsmodells von Burnout ist so eine Einzelmaßnahme in der Regel immer zu wenig effektiv. Wäre es so einfach, dann hätte die Frau die Lösung schon längst selbst gefunden.

MERKE

Ein behutsamer Einstieg in den therapeutischen Prozess ist wichtig und gelingt u. a. durch eine validierende Grundhaltung und die Rückmeldung, die Belastung erst zu nehmen.

Der Einstiegsprozess wird durch *zwei Arbeitsblätter* begleitet, die der Patientin schon in den ersten Sitzungen ausgehändigt werden können: Zum einen geht es um die Objektivierung und Sichtbarmachung der Wochenarbeitsleistung, zum andern um eine erste Erfassung von persönlichen Ressourcen. Das Sammeln und die Auflistung von persönlichen Kraftquellen vermitteln häufig ein erstes Gefühl der Hoffnung.

AB 1: Meine Woche

Dieses Arbeitsblatt (→ AB 1) dient der detaillierten Erfassung der Wochenarbeitssituation der Patientin. Es unterstützt dabei, einen Überblick über die Verteilung von bezahlter Arbeitszeit, Arbeitswegen, unbezahlter Care-Arbeit und Hausarbeit sowie Zeit mit Familie, Freizeit und Erholung zu gewinnen. Ziel ist es, eine erste objektive Rückmeldung über die gesamte Arbeitsleistung zu erhalten und dadurch mögliche Schwerpunkte oder Ungleichgewichte sichtbar zu machen.

Typischerweise bekommen die Bereiche »Freizeit« und »Me-Time« sehr wenige Wochenstunden zugeschrieben. Der Mangel wird dadurch offensichtlich.

AB 2: Meine Ressourcen

Dieses Arbeitsblatt (→ AB 2) kann bereits in der ersten Stunde eingesetzt werden, um den therapeutischen Prozess anzuregen. Es soll dabei unterstützen, die persönlichen Ressourcen und Kraftquellen bewusster wahrzunehmen. Durch die Reflexion der persönlichen Stärken, unterstützenden Aktivitäten, hilfreichen Strategien sowie wichtiger Orte und Bezugspersonen können erste Möglichkeiten zur Stabilisierung und Entlastung besser erkannt und genützt werden.

Diese Sammlung kann zu späterer Zeit immer wieder herausgeholt und ggf. ergänzt werden. Zur Sichtbarmachung im Alltag kann diese Liste im Anschluss auch zu Hause aufgehängt werden – als kleine freundliche Erinnerung.

Stufe 2: Belastungen und Ressourcen – Überblick gewinnen

Nach einer ersten Stabilisierung steht in dieser Phase eine vertiefte und *systematische Erhebung der individuellen Belastungs- und Ressourcensituation* im Vordergrund. Ziel ist es, ein möglichst vollständiges Bild der aktuellen Lebensumstände, aber auch der biografischen Hintergründe zu gewinnen. Dabei geht es nicht nur um eine einfache Aufzählung, sondern um eine differenzierte Einordnung und Gewichtung der verschiedenen Faktoren, die zu einem Burnout beigetragen haben könnten. Dieser Prozess ist immer komplex, aber auch spannend.

In diesem Zusammenhang ist es noch mal wichtig, eine gründliche differenzialdiagnostische Abklärung vorzunehmen. Denn nicht alles, was wie Burnout aussieht, ist auch ein Burnout.

Hierzu gehört neben der lebensgeschichtlichen Anamnese auch eine ausführliche psychiatrische und psychotherapeutische Anamnese, die gezielt auch auf bereits vorbestehende psychische Erkrankungen eingeht. Dazu zählen vor allem chronische Depressionen, Traumafolgestörungen und Suchterkrankungen. Aber auch die Miterfassung von somatischen Erkrankungen, die die psychische Belastbarkeit beeinträchtigen können, ist wichtig. Beispielsweise können unerkannte onkologische Erkrankungen vorliegen, die sich auch initial oft durch »Erschöpfung« bemerkbar machen.

Ziel ist es, mögliche Wechselwirkungen zwischen bereits bestehenden Störungen und der aktuellen Symptomatik herauszuarbeiten, um ein möglichst stimmiges Störungsmodell zu entwickeln. Außerdem sollen natürlich Falschbehandlungen vermieden werden.

KLINISCHER HINWEIS

Im Sinne eines *bio-psycho-sozialen Modells der Burnout-Genese* ist es in dieser Phase sehr wichtig, auch den *biologischen Bereich* nochmals genauer zu explorieren. Zu relevanten Einflussfaktoren in diesem Kontext zählen insbesondere *endokrinologische und hormonelle Faktoren.* Besonders wichtig ist dies bei Frauen zwischen Anfang 40 und Ende 50, die sich in diesem Altern in der Regel in der Phase der *Perimenopause (»Wechseljahre«)* befinden. Diese erstreckt sich oft über viele Jahre und verläuft lange unbemerkt, da die Regelblutung noch lange ganz normal oder auch verstärkt vorhanden ist. Dennoch kann es schon mit Anfang 40 zu erheblichen hormonellen Veränderungen kommen, die psychische Symptome und Müdigkeit deutlich verstärken oder auch auslösen können. Eine frühzeitige *gynäkologische Abklärung,* gegebenenfalls auch im Hinblick auf eine Hormonsubstitution, kann hier ein entscheidender Baustein in der Behandlung sein und sollte daher nicht übersehen werden. Manchmal lösen sich vermeintliche Burnout-Symptome durch eine Hormonsubstitutionstherapie sogar ganz auf. Differenzialdiagnostisch sollten auch Erkrankungen der Schilddrüse, insbesondere die Hashimoto-Thyreoiditis, ausgeschlossen werden.

Psychotherapeutisch geht es nun zunächst darum, die individuelle Belastungs- und Ressourcensituation auch für die Betroffene selbst transparent darzustellen und dabei immer auf den Aspekt der notwendigen Ausgeglichenheit im Sinne einer Waage zu fokussieren. Dabei werden nicht nur aktuelle, sondern auch längerfristige Entwicklungen berücksichtigt. Die Arbeitsblätter 3 bis 7 unterstützen diesen Prozess.

Da bei Burnout-Zuständen immer ein Ressourcenmangelzustand besteht, ist es in dieser therapeutischen Phase wichtig, den Bereich der Ressourcen gezielt zu stärken – sei es beim Thema soziales Umfeld, im Bereich Problemlösefähigkeiten oder durch bisherige individuelle Bewältigungsstrategien.

Die folgenden Arbeitsblätter wurden speziell für diesen Einsatz konzipiert und unterstützen die Ressourcenförderung auf direkte oder indirekte Art und Weise.

AB 3: Meine Belastungs-Ressourcen-Waage

Die Belastungs-Ressourcen-Waage (→AB 3) dient dazu, eine bewusste Auseinandersetzung mit den aktuellen Belastungen und den vorhandenen Ressourcen zu ermöglichen. Auf diese Weise wird sichtbar, in welchem Verhältnis Belastungen und Kraftquellen zueinanderstehen. Das Arbeitsblatt unterstützt dabei, sowohl einschränkende Faktoren als auch stabilisierende Elemente systematisch zu erfassen. Ziel ist es, ein ausgewogenes Bild der individuellen Situation zu gewinnen und Ansatzpunkte für eine bessere Balance zwischen Belastungen und Ressourcen zu erkennen.

AB 4: Meine Belastungs-Ressourcen-Landkarte

Die Belastungs-Ressourcen-Landkarte (→AB 4) eröffnet die Möglichkeit, die Entwicklung von Belastungen und Ressourcen im zeitlichen Verlauf nachzuzeichnen. Durch die Darstellung von Ereignissen, Veränderungen und unterstützenden Faktoren wird ein Überblick über prägende Lebensabschnitte geschaffen. Dieses Arbeitsblatt hilft, Muster und Zusammenhänge zu erkennen, indem sowohl herausfordernde als auch entlastende Erfahrungen in Beziehung gesetzt werden. Dadurch können Entwicklungen sichtbar gemacht und ein besseres Verständnis für die eigene Situation gewonnen werden. Besonders wichtig ist hier der Aspekt der jeweils auch hilfreichen Ressourcen. All diese früheren hilfreichen »Kraftquellen« können womöglich auch jetzt nützen.

AB 5: Mein soziales Netz

Dieses Arbeitsblatt (→AB 5) soll eine zentrale Ressource im Umgang mit Belastungen genauer in den Fokus nehmen. Beziehungen zu nahestehenden Personen erfüllen wichtige Funktionen: Sie bieten emotionale Unterstützung, praktische Hilfe, Orientierung und das Gefühl von Zugehörigkeit. Ein stabiles soziales Umfeld trägt wesentlich zur psychischen Stabilität bei und kann in Phasen erhöhter Belastung entscheidend entlastend wirken. Die Erarbeitung des sozialen Netzes hat mehrere Zielsetzungen. Zum einen wird durch die Visualisierung deutlich, welche Personen aktuell eine bedeutsame Rolle einnehmen und in welcher Intensität die Beziehungen bestehen. Zum anderen können auf diese Weise auch bislang wenig beachtete oder in den Hintergrund geratene Unterstützungsmöglichkeiten sichtbar werden. Die Darstellung dient daher nicht nur der Bestandsaufnahme, sondern auch der Aktivierung hilfreicher Ressourcen. Indem die verschiedenen Bezugspersonen in ihrer Nähe, Bedeutung und Präsenz eingeordnet werden, entsteht ein differenziertes Bild der eigenen sozialen Umgebung. Dies ermöglicht, potenzielle Unterstützungsquellen bewusster wahrzunehmen und gegebenenfalls gezielt einzubeziehen. So leistet die Auseinandersetzung mit dem sozialen Netz einen wichtigen Beitrag zur Förderung von Resilienz und Stabilität im Alltag.

AB 6: Sport und Entspannung als Ressourcen

Dieses Arbeitsblatt (→AB 6) dient dazu, bereits vorhandene persönliche Ressourcen im Bereich von Bewegung und Entspannung sichtbar zu machen und gezielt weiter auszubauen. Der Fokus liegt auf der Reflexion bisheriger positiver Erfahrungen mit sportlichen oder entspannenden Aktivitäten, die das körperliche und emotionale Wohlbefinden fördern konnten. Durch die Verknüpfung mit dem aktuellen Alltag – insbesondere mit den besonderen Anforderungen im »Mama-Alltag« – sollen konkrete Handlungsmöglichkeiten entwickelt werden. Ziel ist es, bestehende Stärken bewusst zu aktivieren und diese als stabilisierende Ressource in das tägliche Leben zu integrieren.

AB 7: Meine Bewältigungserfahrungen

Dieses Arbeitsblatt (→AB 7) unterstützt dabei, frühere erfolgreiche Bewältigungserfahrungen in den Blick zu nehmen und daraus hilfreiche Erkenntnisse für die aktuelle Situation abzuleiten. Im Vordergrund steht die Auseinandersetzung mit individuellen Strategien zur Stressbewältigung, zur erfolgreichen Problemlösung sowie zur Regulation belastender Emotionen. Durch die Erinnerung an bereits gemeisterte schwierige Situationen wird ein Bewusstsein für vorhandene Fähigkeiten geschaffen. Die so hervorgehobenen Ressourcen können helfen, Selbstwirksamkeit zu stärken und frühere Strategien gezielt auch in der Gegenwart nutzbar zu machen.

AB 8: Meine Stressbewältigungsstrategien

Dieses Arbeitsblatt (→AB 8) nimmt eine gewisse Sonderstellung bei den Arbeitsblättern in dieser Stufe ein. Dieses Arbeitsblatt ist darauf ausgerichtet, einen differenzierten Blick auf bestehende Stressbewältigungsstrategien zu ermöglichen. Hier werden aber nicht nur Ressourcen gesucht, sondern es geht explizit auch darum, zwischen sogenannten funktionalen und dysfunktionalen Strategien zu unterscheiden:

- **Funktionale Stressbewältigungsstrategien** sind Ansätze, die sowohl kurzfristig als auch langfristig hilfreich sind. Sie fördern die Stabilisierung, stärken die Belastbarkeit und tragen nachhaltig zur Gesundheit bei (z. B. bewusst Pausen einlegen, Entspannungstechniken anwenden oder soziale Unterstützung suchen).

- **Dysfunktionale Stressbewältigungsstrategien** hingegen verschaffen zwar kurzfristig Entlastung, wirken sich jedoch langfristig nachteilig aus. Dazu zählen unter anderem impulsives Verhalten, Konflikteskalation, Vermeidung oder kompensatorische Strategien wie Suchtmittelkonsum.

> **WICHTIG**
> Dysfunktionale Stressbewältigungsstrategien zählen nicht zu den Ressourcen – auch wenn sie kurzfristig oft sehr gut helfen – und sollen daher auch nicht als solche aufgeführt werden!

Die Arbeit mit diesem Arbeitsblatt ermöglicht es, das eigene Repertoire an Bewältigungsstrategien kritisch zu reflektieren, ungünstige Muster zu erkennen und gezielt an deren Veränderung zu arbeiten. Es empfiehlt sich, den Einsatz dieses Arbeitsblattes in einem therapeutischen Kontext zu begleiten, in dem bereits eine tragfähige therapeutische Beziehung besteht. Auf diese Weise kann die Auseinandersetzung mit möglichen problematischen Strategien sicher und konstruktiv erfolgen und gleichzeitig der Aufbau funktionaler Strategien gefördert werden.

Bereits in den ersten beiden Stufen 1 und 2 (»Basis schaffen«) können bei Bedarf *kurze Imaginationseinheiten* eingeführt werden.

Besonders geeignet sind zwei Übungen: →Imagination 1 (»Aufmerksamkeit für dich selbst«) sowie die →Imagination 2 (»Kurze Atemmeditation«). Beide Einheiten haben eine Dauer von etwa 5 bis 10 Minuten und sind daher gut in den Alltag integrierbar. Sie bieten einen sanften Einstieg in das Erleben von Imaginationen und unterstützen zwei zentrale Aspekte des therapeutischen Prozesses bei Mütter-Burnout: die Aufmerksamkeitsfokussierung auf sich selbst sowie die Ausrichtung auf Ruhe und Entspannung.

Imagination 1: Aufmerksamkeit für dich selbst

Diese kurze Achtsamkeitsimagination unterstützt die Patientin, sich selbst bewusst in den Fokus zu nehmen und sich zu fragen, was ihr aktuelles Bedürfnis ist. Diese scheinbare selbstverständliche Frage geht bei Müttern oft unter.

Imagination 2: Kurze Atemmeditation

Diese angeleitete Atem-Übung kombiniert Elemente des »autogenen Trainings« mit denen der Achtsamkeit. Ziel ist es, die Atmung zu beruhigen und damit auch einen Zustand der Entspannung zu fördern.

FAZIT

In der Phase 1 mit den Stufen 1 und 2 der Therapiepyramide ist die Basis gelegt worden: Akute Entlastung konnte geschaffen und ein Überblick über Belastungen und Ressourcen gewonnen werden.

Damit ist die Grundlage für den weiteren Weg geebnet. Nun wird der Blick frei für die nächste Phase, in der es darum geht, den Alltag bewusster zu gestalten, Selbstfürsorge aktiv zu stärken und das Prinzip des Selbstmitgefühls kennenzulernen und zunehmend auch zu leben.

Imagination 1: Aufmerksamkeit für dich selbst

(nach der Imagination »Tending to Yourself« von Susan M. Pollak – adaptiert von B. Rudolph)

Nimm dir einen Moment Zeit. Bleib einfach, wo du gerade bist.
Erlaube dir, zur Ruhe zu kommen – einfach für ein paar Atemzüge.

Lenke nun deine Aufmerksamkeit bewusst auf deinen Atem. Im Trubel des Alltags bemerken wir oft nicht einmal, dass wir atmen.

Pause

Wo spürst du deinen Atem am deutlichsten?
Vielleicht an den Nasenflügeln? Im Brustkorb? Oder im Bauch?

Spüre bewusst, wie die Luft ein- und ausströmt. Nimm wahr, was du im Körper spürst.

Pause
Was nimmst du gerade wahr?

Bist du hungrig? Müde? Erschöpft?
Welche Gedanken begleiten dich gerade? Welche Gefühle sind gerade da?

Pause
Richte die Aufmerksamkeit wieder auf deinen Atem.
So wie du ein Kind in den Arm nehmen oder sanft wiegen würdest – lass dich vom Rhythmus deines Atems tragen – und sanft wiegen.

Spüre, wie Ein- und Ausatmung dich beruhigen.

Wenn du magst, lege eine Hand auf deine Brust oder auf deinen Bauch.
Spüre die Wärme deiner eigenen Berührung.

Erlaube dir, fünf bewusste Atemzüge zu nehmen. Du hast Zeit dafür.
Du atmest sowieso – jetzt atmest du einfach bewusst.

Pause
Und jetzt gibt dir selbst die Erlaubnis, dich dir selbst zuzuwenden.
Du kümmerst dich so oft um andere und ihre Bedürfnisse.

Jetzt frage dich selbst: Was brauche ICH gerade?

Pause
Höre aufmerksam hin, was als Antwort kommt.

Vielleicht brauchst du einfach nur einen Moment der Ruhe.
Vielleicht etwas zu essen? Einen kurzen Spaziergang an der frischen Luft?
Oder einfach eine Tasse Tee? – Vielleicht aber auch etwas anderes?

Was sind deine Bedürfnisse in diesem Moment – jetzt gerade?
Was würde dir jetzt guttun?

Pause
Gib dir selbst die Erlaubnis, dem JETZT nachzugehen.
Du darfst dir Zeit nehmen für dich! Du bist wichtig!

Imagination 2: Kurze Atemmeditation

(B. Rudolph)

Schließe sanft die Augen und richte deine Aufmerksamkeit nach innen. Lass den Alltag für einen Moment ruhen.

Spüre zunächst den Kontakt deiner Füße mit dem Boden. Fühle, wie sie fest aufliegen, stabil und getragen. Nimm bewusst wahr, wie dich der Boden sicher hält, ohne dass du etwas dafür tun musst.

Lenke dann deine Aufmerksamkeit weiter zu den Stellen, wo dein Körper Kontakt mit dem Stuhl oder der Unterlage hat. Spüre, wie du dort gehalten wirst, ganz ohne Anstrengung. Lass dich von diesem Gefühl der Unterstützung tragen.

Pause
Richte nun deine Aufmerksamkeit auf deinen Atem.

Atme tief durch die Nase ein – fülle deine Lungen mit frischer Luft – und atme langsam durch den Mund aus. Lass mit dieser Ausatmung alles los, was du gerade nicht mehr brauchst.

Und jetzt lasse deine Atmung einfach fließen. – Es gibt nichts zu tun, nichts zu verändern. Dein Atem findet ganz von selbst seinen natürlichen Rhythmus.

Vielleicht kannst du dir dazu denken – oder leise sagen:
Es atmet mich.
Ganz von allein.

Du musst nichts tun, außer deinen Atem zu beobachten, ihn kommen und gehen lassen. Es geschieht einfach – zuverlässig, beständig – in seinem genau passenden Rhythmus.

Pause
Spüre, wie der Atem dich von innen her beruhigt.

Und vielleicht kannst du dir jetzt ein Bild vorstellen, das dieses angenehme Gefühl noch verstärkt:
Vielleicht magst du dir vorstellen, dass dein Atem dich sanft wiegt. So wie man Kinder in den Schlaf wiegt. Jetzt wirst du selbst gewiegt.
Vielleicht fühlt sich dein Atem aber auch an wie ein angenehmes, langsames Schaukeln – auf einer Holzschaukel an einem alten, starken Baum. – Oder auf einem Schaukelstuhl. – Oder in einer Hollywood-Schaukel in einem friedlichen blühenden Garten.
Oder vielleicht erinnert dich dein Atem an eine ruhige Meereswelle, die sanft ans Ufer rollt,

zurückweicht und wiederkommt – in einem ewigen, beständigen Rhythmus, der ganz von allein geschieht.
Lass dieses Bild auf dich wirken. Lass dich von deinem Atem tragen. Genauso, wie es für dich angenehm ist.

Pause
Bleibe noch für einen Moment in diesem Gefühl von Ruhe und Geborgenheit.

Spüre, wie sich die Entspannung immer mehr in deinem Körper ausbreitet – vielleicht als angenehme Wärme, als ein Gefühl von Weichheit oder als eine innere Ruhe, die sich langsam überall ausdehnt.

Genieße diesen Zustand, solange du möchtest.

Und dann kehre langsam wieder zurück ins Hier und Jetzt. Erfrischt, klarer und ruhiger.

4.2 Therapiephase »Selbstfürsorge und Selbstmitgefühl stärken«

Übersicht

Stufe 3: Verbesserter Alltag – Selbstfürsorge und Pausen etablieren (AB 9–12)
Imagination 3: Ein dankbarer Moment
Imagination 4: Die Elternpause
Imagination 5: Hoch oben in den Bergen
Stufe 4: Neuer Blick – mit Selbstmitgefühl auf Mütter-spezifische Themen schauen (AB 13–16)
Stufe 5: Ich: im Fokus! – Achtsamkeit und Selbstmitgefühl üben (AB 17)
Imagination 6: Die Selbstmitgefühlspause
Imagination 7: Selbstmitgefühl für unsere Fehler als Eltern
Imagination 8: Liebevolle Güte für mich selbst
Imagination 9: Selbstmitgefühlswesen

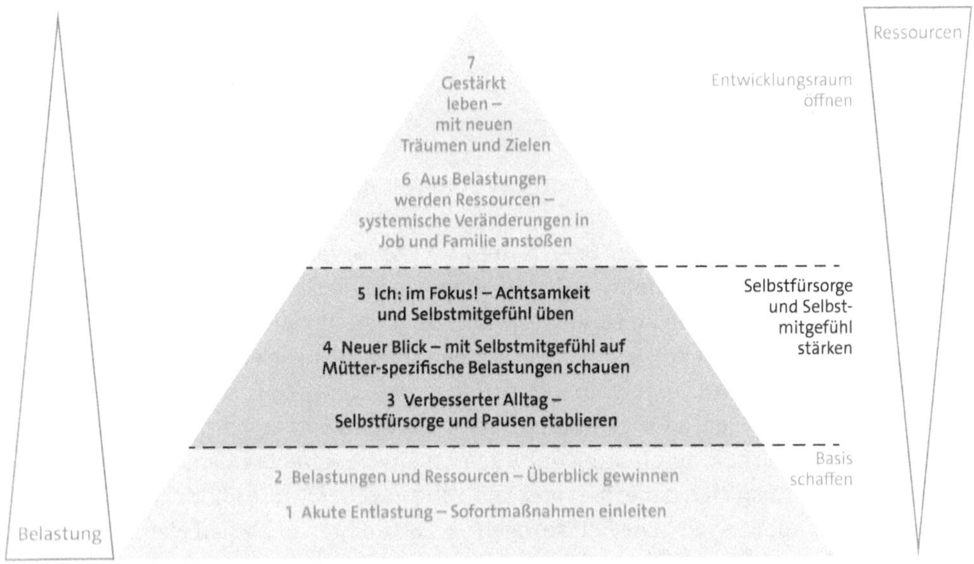

Stufe 3: Verbesserter Alltag – Selbstfürsorge und Pausen etablieren

Nachdem eine Basis geschaffen wurde, ist es im nächsten Abschnitt essenziell für die langfristige Stabilisierung von Müttern mit Burnout-Symptomatik, die Haltung zu sich und den Umgang mit sich zu ändern. Wie schon ausgeführt wurde, sind dafür die theoretisch fundierten und wissenschaftlich überprüften Konzepte der Selbstfürsorge und des Selbstmitgefühls (u.a. nach der Mindful Self-Compassion (MSC)-Methode) erfolgversprechend. Die Erfahrung hat gezeigt, dass es zumeist leichter zugänglich ist, zunächst selbstfürsorglich – im Handeln – zu werden und erst im nächsten Schritt selbstmitfühlend – in der Haltung und Einstellung zu sich selbst – zu sein.

Daher wird *in der Stufe 3* zunächst darauf fokussiert, ganz praktisch umsetzbare Verhaltensänderungen aus dem Bereich der Selbstfürsorge in den Alltag einzubauen (z.B. feste Mahlzeitenstruktur auch für sich selbst, Zeit für den Körper/die Körperpflege, Notwendigkeit von Pausen, neue Alltagsrituale wie z.B. neuer Start in den Morgen). Auch wenn die Patientinnen nicht mit Verhaltensänderungsplänen überfordert werden sollten, hat sich hier ein strukturiertes Vorgehen, z.B. mit Protokollen, bewährt, um zum einen die Wichtigkeit zu signalisieren und zum anderen auch eine neue Routine entstehen zu lassen.

Me-Time und Pausen

Ein wesentlicher Schritt zu einem verbesserten Alltag liegt in der bewussten *Integration von Pausen und Momenten der Selbstfürsorge*. In der modernen Alltagssprache wird hierfür inzwischen oft der Begriff der *»Me-Time«* verwendet. Gemeint ist damit eine Zeitspanne, die ausschließlich der eigenen Regeneration, Entspannung und inneren Balance dient – frei von äußeren Verpflichtungen und Anforderungen.

Aus medizinisch-psychologischer Sicht haben solche Pausen eine wichtige Funktion: Sie unterstützen den Wechsel vom *sympathikotonen Reaktionsmuster* – dem Zustand ständiger Anspannung und Alarmbereitschaft – in *den parasympathischen Modus,* der für Regeneration, Erholung, Heilung und auch für eine regelrechte Verdauung zuständig ist. Bleibt dieser Ausgleich dauerhaft aus, kann chronischer Stress entstehen, der sowohl körperliche als auch psychische Belastungen und Störungen nach sich zieht.

Regelmäßig eingeplante Ruhephasen, auch wenn sie nur wenige Minuten dauern, tragen daher wesentlich zur Stabilisierung der Gesundheit und zur Erhöhung der Belastbarkeit im Alltag bei und wirken auch protektiv auf das Immunsystem. Selbst kurze Unterbrechungen mit bewusstem Innehalten können bereits einen spürbaren Effekt haben.

Auch *imaginative, kurze Einheiten* können dieses Pausengefühl im Alltag verstärken und dazu einladen, den inneren Modus bewusst zu wechseln. Gerade zu Beginn ist es hilfreich, die Imaginationsübungen bewusst *kurz zu halten*, um den Einstieg zu erleichtern und eine regelmäßige Anwendung möglich zu machen. Schon wenige Minuten können eine wirksame Unterbrechung des Alltags darstellen und die Regeneration unterstützen. Zwei dieser kurzen Imaginationsübungen wurden bereits eingeführt. In dieser Stufe kommen noch mal drei weitere hinzu – auch wieder sehr kurze, auf nur wenige Minuten konzipiert.

Auch in dieser Stufe wird der Prozess durch *spezielle Arbeitsblätter* mit begleitet. Dabei handelt es sich um vier Arbeitsblätter, die sich mit den Themen *Pausen und Me-Time* beschäftigen. Zwei davon sind außerdem dafür gedacht, zunächst für das Thema *Selbstfürsorge und Priorisierung der eigenen Bedürfnisse* zu sensibilisieren.

AB 9: Ich bin auch wichtig! – Wie sehr nehme ich mich und meine Bedürfnisse ernst?

Dieses Arbeitsblatt (→ AB 9) lädt zur Reflexion über die eigene Wertschätzung und die Berücksichtigung persönlicher Bedürfnisse im Alltag ein. Es stellt Fragen, die helfen sollen, ein Bewusstsein dafür zu entwickeln, inwieweit eigene Bedürfnisse wahrgenommen, ernst genommen oder zugunsten anderer zurückgestellt werden.

AB 10: Selbstfürsorge – wie gut sorge ich für mich selbst?

Bei diesem Arbeitsblatt (→ AB 10) steht die Auseinandersetzung mit der eigenen Selbstfürsorge im Mittelpunkt. Es bietet die Möglichkeit, das persönliche Verhalten im Hinblick auf körperliches und emotionales Wohlbefinden zu reflektieren und hilfreiche Routinen oder Warnsignale zu identifizieren.

AB 11: Mein Mama-Pausen-Kalender

Dieses Arbeitsblatt (→ AB 11) dient als praktische Wochenübersicht zur Dokumentation von Pausen und Auszeiten. Es unterstützt dabei, bewusst wahrzunehmen, ob und wie regelmäßig Erholungszeiten eingeplant und umgesetzt werden. Gleichzeitig bietet es Raum für die Reflexion hilfreicher Strategien und für die Planung weiterer Schritte.

AB 12: »Me-Time«

Im Fokus dieses Arbeitsblattes (→ AB 12) steht die Frage nach regenerativen Pausen und persönlicher Zeit für sich selbst. Es ermöglicht eine Einschätzung der Häufigkeit solcher Auszeiten und unterstützt dabei, Ideen für mehr »Me-Time« zu entwickeln und festzuhalten.

Besonderheiten bei Müttern mit kleinen Kindern und Babys

Im Alltag einer Mutter mit kleinen Kindern ist es fast unmöglich, längere Ruhezeiten fest einzuplanen. Gerade Babys und Kleinkinder fordern eine permanente Aufmerksamkeit. Selbst in Momenten, in denen das Kind schläft oder sich allein beschäftigt, bleibt die Aufmerksamkeit der Mutter oft unbewusst geteilt – zwischen eigenen Tätigkeiten und dem Kind. Diese geteilte Aufmerksamkeit ist unsichtbar, aber äußerst anstrengend, da der Fokus ständig wechselt und gewohnte Routinen immer wieder neu organisiert werden müssen.

Mit der Zeit entwickeln viele Mütter eine erstaunliche Flexibilität, um sich wechselnden Anforderungen anzupassen. Dennoch kann die ständige Umstellung zu einem chronischen Stressfaktor werden. Umso wichtiger ist es, bewusst *kleine Phasen der Entspannung* in den Alltag zu integrieren – nicht im Sinne von langen Meditationssitzungen, sondern durch kurze, realistische Momente der Selbstfürsorge.

Die Kunst liegt darin, kurze Gelegenheiten wahrzunehmen und sie aktiv für Ruhe zu nutzen. Hebammen raten deshalb häufig: »*Schlafen Sie, wenn Ihr Kind schläft.*« Doch auch, wer nicht schlafen kann, profitiert von kleinen Pausen – sei es durch einige Minuten bewusstes Liegen, Atmen oder eine kleine Entspannungsübung. Wichtig ist, die Vorstellung loszulassen, dass Entspannung nur in langen Einheiten möglich sei. Gerade kurze, alltagstaugliche Pausen können eine wertvolle Quelle der Kraft sein. Besonders hilfreich sind dabei Methoden, die unabhängig von äußeren Umständen jederzeit eingesetzt werden können, wie bewusstes Atmen oder kurze Imaginationen.

THERAPEUTISCHER HINWEIS

Versuchen Sie, Ihre Patienten zu motivieren, im Alltag regelmäßig kurze Ruheinseln zu schaffen. Anstatt die Schlafzeiten von Kleinkindern und Säuglingen ausschließlich für Hausarbeit oder Erledigungen zu nutzen, sind dies gute Gelegenheiten für eigene Pausen oder einen kurzen Schlaf – besonders wichtig für stillende Mütter, die nachts oft Schlafunterbrechungen haben. Kurze geleitete Imaginationen können eine gute Hilfe sein, um zur Ruhe zu kommen.

Einstieg mit kurzen Imaginationen

Insbesondere für Mütter mit kleinen Kindern – aber auch generell – eignen sich besonders für den Einstieg kurze Übungen von *5 bis 10 Minuten* gut, wie zum Beispiel:

Imagination 3: Ein dankbarer Moment

In dieser kurzen Übung (ca. 10 min) wird die Aufmerksamkeit auf das Gefühl der Dankbarkeit gelenkt. Durch die bewusste Wahrnehmung dessen, was gerade wertvoll oder unterstützend ist, kann sich ein Moment innerer Ruhe und Zufriedenheit einstellen.

Imagination 4: Die Elternpause

Diese Übung lädt dazu ein, mitten im Alltag kurz innezuhalten. Die Imagination unterstützt dabei, die Pause bewusst zu erleben und für einige Minuten Entlastung zu schaffen – wie eine kleine Auszeit im Tagesgeschehen.

Imagination 5: Hoch oben in den Bergen

Hier dient die Vorstellung eines Ortes in den Bergen dazu, imaginativ Abstand zu den Alltagsproblemen zu gewinnen. Die innere Weite unterstützt einen Perspektivwechsel und kann neue Klarheit und Gelassenheit schenken.

Imagination 3: Ein dankbarer Moment

(B. Rudolph)

Nimm eine bequeme Sitzposition ein oder stelle dich aufrecht hin.
Falls du sitzt, spüre, wie dein Körper von der Sitzfläche getragen wird. Falls du stehst, nimm den Kontakt deiner Füße mit dem Boden wahr.
Schließe sanft die Augen oder richte deinen Blick entspannt auf einen Punkt vor dir.
Richte deine Aufmerksamkeit nun auf deine Atmung. Spüre, wie die Luft in dich einströmt und wieder ausströmt. Dein Atem fließt ganz natürlich, ohne dass du ihn verändern musst. Nimm mit jeder Einatmung neue Energie auf – und lass mit jeder Ausatmung ein wenig Anspannung los.

Pause
Lenke nun deine Aufmerksamkeit bewusst darauf, was gerade gut in deinem Leben läuft.
Frage dich innerlich: »Wofür bin ich dankbar?«
Vielleicht für einen lieben Menschen in deinem Leben, der dich unterstützt? – Für einen schönen Moment mit deinen Kindern? – Ein gutes Essen? Gesundheit? ...
Suche in Ruhe etwas aus, was dich dankbar sein lässt und tauche dann noch tiefer in das Gefühl ein.
Stelle dir die Situation oder den Moment genau vor: Wo bist du? Was siehst du? Was hörst du? Welche Empfindungen sind in deinem Körper spürbar?
Vielleicht breitet sich ein warmes Gefühl in deiner Brust aus, vielleicht erwischst du dich bei einem inneren Lächeln.
Verstärke dieses Gefühl, indem du es bewusst wahrnimmst. Du kannst dir vorstellen, dass es mit jeder Einatmung größer wird und sich mit jeder Ausatmung in deinem ganzen Körper ausbreitet.

Pause
Falls du möchtest, kannst du auch noch eine sanfte Geste wählen, um das Gefühl zu verankern – vielleicht eine Hand auf dein Herz legen oder deine Finger leicht ineinander verschränken.

Pause
Bleibe noch einen Moment in diesem Gefühl. Spüre, wie Dankbarkeit nicht nur ein Gedanke ist, sondern etwas, das du in deinem Körper erleben kannst.
Dieses Gefühl ist immer in dir vorhanden und du kannst es jederzeit wieder abrufen.

Und dann bringe ganz langsam – in deinem Tempo – deine Aufmerksamkeit wieder zurück in den Raum. Du kannst die Augen gerne zunächst noch geschlossen halten.
Beginne damit, dich sanft zu bewegen. Dann nimm dazu einen bewussten tiefen Atemzug.
Wenn du magst, balle die Fäuste und stecke dann die Arme.

Und wenn du bereit bist, öffne langsam deine Augen und kehre zurück ins Hier und Jetzt.

Nimm dir einen Moment, um zu spüren, wie du dich jetzt fühlst.
Vielleicht hast du sogar eine neue Perspektive auf den Tag gewonnen.

Imagination 4: Die Elternpause

(nach der Imagination »Parenting Pause« von Susan M. Pollak,
adaptiert von B. Rudolph)

Setze dich bequem hin.
Atme ein paar Mal tief und ruhig ein und aus.
Erlaube dir, dabei langsam anzukommen.

Falls es gerade Streit gab, ist es völlig in Ordnung, in getrennte Räume zu gehen.
Gib dir selbst die Erlaubnis, innezuhalten. Setz dich einfach hin.

Oder falls dir gerade alles zu viel wurde in deinem Alltag mit deinem Kind/deinen Kindern: Vielleicht kannst du dich einen Moment beiseite nehmen und dich kurz hinsetzen und innehalten.

Mach eine Pause.
Du musst gerade nichts lösen oder reparieren.

Wenn deine Gedanken kreisen oder du innerlich brodelst –
wenn du grübelst oder dich aufregst –
nimm das einfach nur wahr.
Benenne es. Ohne Bewertung.

Was auch immer du gerade fühlst – erlaube dir, es einfach da sein zu lassen.
Auch wenn es gerade unangenehm oder schwer ist.

Du kannst dir selbst leise sagen:
»Das ist schwer. Das tut weh.«

Pause
Du musst jetzt nichts entscheiden.
Du musst nicht kämpfen.
Du darfst einfach hier sein.

Spüre deine Füße am Boden.
Nimm deinen Körper wahr.
Welche Empfindungen kannst du spüren?

Erinnere dich:
Was du gerade fühlst – es geht vorbei.
Alles ist in Bewegung.

Versuche, dir selbst ein wenig Freundlichkeit zu schenken. Zumindest ein wenig.

Pause
Atme noch ein paar Mal tief und bewusst.

Und bevor du zurückkehrst in deinen Tag,
frage dich: Was brauche ich gerade wirklich?

Und dann – wenn du durch deinen Tag gehst – erinnere dich:

Du darfst jederzeit wieder innehalten.
dir eine kleine Pause gönnen.
Um dich zu verankern.
Um klarer zu sehen.

Imagination 5: Hoch oben in den Bergen
(B. Rudolph)

Schließe sanft die Augen und richte deine Aufmerksamkeit nach innen.
Nimm dir einen Moment Zeit, um bewusst in deinem Körper anzukommen.
Spüre, wie deine Füße fest mit dem Boden verbunden sind.
Fühle, wie dein Körper von der Sitzfläche getragen wird – sicher und stabil.

Pause
Stell dir vor, du bist hoch oben in den Bergen.
Vielleicht ist es ein sonniger Frühlingstag. Die Sonne hat schon Kraft – und zugleich ist die Luft auch angenehm kühl. Es fühlt sich gut an.
Vielleicht magst du in der Vorstellung erst mal stehen bleiben, um den Blick ins Tal zu genießen. Oder magst du dich lieber gleich setzen? Vielleicht mit einer Decke unter dir, oder auch um dich herum – so, wie es gerade gut für dich passt. Nimm dir erst Zeit, es dir bequem zu machen.
In deiner Vorstellung lässt du dann deinen Blick in die Ferne schweifen.
Vor dir breitet sich ein majestätisches Bergpanorama aus: hohe, schroffe Gipfel – teilweise noch mit Schnee. Davor sanfte Hänge und Hügel in verschiedenen Höhen.
Und tief unten liegt das Tal, das sich in der Ferne verliert.
Am Horizont liegt eine feine Nebelschicht, die das Licht weich erscheinen lässt.

Und ganz weit unten in der Ferne – liegt auch dein eigenes Leben. Dein Alltag.
Und alles ist ganz weit weg.

Pause
Du sitzt einfach ruhig da und schaust in die Ferne.
Du genießt diesen Ausblick, ohne etwas tun zu müssen. Alles ist so schön still.
Und vielleicht magst du jetzt in deiner Vorstellung die Augenlider jetzt schließen und dich ein wenig von der warmen Frühlingssonne anscheinen lassen. Das Sonnenlicht berührt sanft dein Gesicht. Du spürst Wärme an Augenlidern, Nase, Wangen und Kinn.
Und auch auf der Haut deiner Hände und deiner Unterarme spürst du die warmen Sonnenstrahlen. Es fühlt sich gut an – so angenehm gewärmt.
Gleichzeitig streicht eine leichte, frische Brise – sodass sich die Luft auch klar und frisch anfühlt. Also genau richtig.
Atme tief ein – nimm die Energie der Sonne und der Luft in der Höhe in dich auf.
Und atme aus – lass alles los, was du nicht mehr brauchst.
Mit jedem Atemzug fühlst du dich leichter, frischer, lebendiger.
Und spüre, wie sich zugleich immer mehr Entspannung breitmacht.

Pause
Und nun schau in deiner Vorstellung noch mal auf die Welt unter dir – dorthin, wo dein Leben in der Ferne liegt. Alle Alltagssorgen und -themen wirken jetzt so klein – so weit weg. Vielleicht hat das ein oder andere auch an Bedeutung verloren
Und du fühlst dich so in dir ruhend. So gestärkt. So klar.

Pause
Und nun nimm abschließend noch mal deinen Körper wahr, wie er sich jetzt anfühlt. Die Last auf deinen Schultern ist leichter. Sie sind entspannter. Und auch dein Gesicht und deine Kiefermuskulatur. Und du kannst auch viel freier atmen.
Und dann beginne, dich sanft zu bewegen, und öffne langsam die Augen.
Nimm diese neue Energie und Ruhe mit in deinen Alltag und gehe deine Aufgaben wieder neu an. Mit Klarheit und Kraft.

Stufe 4: Neuer Blick – mit Selbstmitgefühl auf Mütter-spezifische Themen schauen

In der *Stufe 4* der siebenstufigen Therapiepyramide geht es im Kern darum, das *Konzept des Selbstmitgefühls* zunächst in Ruhe kennenzulernen. Die Arbeitsblätter 13 bis 16 unterstützen dabei, zentrale *Mütter-spezifische Belastungsbereiche* sichtbar zu machen, zu reflektieren und aus einer selbstfreundlichen Perspektive zu betrachten. In der Stufe 5 geht es dann darum, Achtsamkeit und Selbstmitgefühl regelmäßig zu üben und als neue Routine im Alltag anzuwenden.

In dieser Therapiephase der Stufe 4 erfolgt parallel zum Aufbau von Selbstmitgefühl die vertiefte Auseinandersetzung mit Mütter-spezifischen Belastungen, wie z. B. gesellschaftliche Rollenerwartungen, Mental Load und andere Formen der unsichtbaren Belastungen sowie teils traumatische Erfahrungen in der persönlichen »Mutter-Biografie«. Es geht hier weniger um direkte Veränderung, sondern v. a. um Förderung von Verständnis und Mitgefühl für sich selbst. Therapeutisch bedeutsam ist hierbei eine validierende Haltung des Therapeuten, die sowohl zur Entlastung der Patientin dient, aber zugleich auch zur Entwicklung von Selbstmitgefühl anregen soll.

MERKE
Eine validierende Haltung des Therapeuten ist eine entscheidende Voraussetzung zur Förderung von Selbstmitgefühl.

Mütter-spezifische Belastungsthemen

Wie schon umfassend erläutert wurde, gibt es eine ganze Reihe an Belastungen, die spezifisch mit der Mutterschaft verbunden sind. In der Ausprägung und Erscheinung sind sie stehts individuell und kein Fall gleicht dem anderen.

Mütter-spezifische Belastungsthemen lassen sich in *sechs größere Themenfelder* einteilen:

1. Alltagsbelastungen und emotionale Last
2. Vereinbarkeit und Finanzen
3. Mutterrolle und gesellschaftliche Erwartungen
4. Individuelle Belastungen im Verlauf der Mutterschaft
5. Probleme mit Partnerschaft und Sexualität
6. Besondere Lebenslagen, wie Krankheiten bei sich oder Angehörigen

MERKE
Die individuellen Mütter-spezifischen Belastungsfelder treten im klinischen Alltag in der therapeutischen Arbeit mit Müttern sehr unterschiedlich in Gewichtung und Ausprägung auf. Daher sollten sie dem individuellen Bedarf entsprechend behandelt und aufgegriffen werden.

1. Alltagsbelastungen und emotionale Last
   - Aufgabenfülle bei Care-Arbeit und Hausarbeit (Mental Load)
   - Konflikte und Streitsituationen im familiären Umfeld
   - Ständige Verfügbarkeit für Kinder, insb. bei bindungsorientierter Erziehung
   - Emotionsregulation – von sich und Kindern
2. Vereinbarkeit und Finanzen
   - Balance zwischen Care-Arbeit, Haushalt und Erwerbstätigkeit
   - Fragen der beruflichen Vereinbarkeit und Weiterentwicklung
   - Finanzielle Unsicherheiten und Sorgen
3. Mutterrolle und gesellschaftliche Erwartungen
   - Eigenes Bild von einer »guten Mutter«
   - Biografische Prägungen, u. a. durch eigene Mutter/Großmutter
   - Auseinandersetzung mit gesellschaftlichen Rollenbildern und dem Druck im sozialen Umfeld
4. Individuelle Belastungen im Verlauf der Mutterschaft
   - Unerfüllter Kinderwunsch
   - Unerwünschte Schwangerschaft/unerwünschtes Kind
   - Fehl- und Totgeburten
   - Abtreibungen
   - Traumatische Geburtserfahrungen
   - Schwierigkeiten im Wochenbett
   - Probleme in der Mutter-Kind-Interaktion (u. a. Bindungsstörungen)
   - Probleme mit dem eigenen Körper nach Schwangerschaft und Geburt
5. Probleme mit Partnerschaft und Sexualität
6. Besondere Lebenslagen
   - Eigene körperliche oder psychische Erkrankung
   - Körperliche oder psychische Krankheit oder Behinderung bei Kindern oder Angehörigen
   - Alleinerziehend sein
   - Gewalt in Partnerschaften

Umgang mit unsichtbaren Belastungen

Besonders hervorzuheben bei der therapeutischen Arbeit an den Mütter-spezifischen Problemen sind die *unsichtbaren Belastungen wie Alltagslast, Mental Load oder Belastung durch Schuldgefühle.* Diese Themen sind zunächst oft weniger offensichtlich, sie sind aber aufgrund der Intensität und Länge des Einwirkens oft massiv erschöpfend und bei den meisten Müttern in verschiedener Ausprägung zu finden. Während bei klar erkennbaren Problemen, wie einer Krankheit oder finanziellen Not, häufig Mitgefühl und Unterstützung von außen erlebt wird, fehlt dieses Verständnis bei den alltäglichen Belastungen in der Regel. Viele Frauen hören dann Sätze, wie *»Das gehört halt* *dazu«* oder *»Du bist einfach zu perfektionistisch«*. Auch die Frauen selbst neigen zur Relativierung im Sinne von: *»Das ist ja nur Alltag.«*

Gerade hier ist die Rolle von Therapeuten, Ärzten und Beratern zentral: Die Belastungen müssen *als real, ernsthaft und relevant anerkannt* werden. Erst diese Validierung von außen ermöglicht es den Betroffenen, auch sich selbst zu validieren. Aus dieser neuen Haltung (*»Kein Wunder, dass ich erschöpft bin – das ist wirklich viel«*) kann Selbstmitgefühl entstehen und der Weg zu Veränderung geöffnet werden.

THERAPEUTISCHER HINWEIS

Gerade die unsichtbaren und auch »ganz alltäglichen« Belastungen sollten ernst genommen werden – mit einem validierenden Blick!

Neben den alltäglichen und unsichtbaren Belastungen gibt es außerdem teils *traumatische Erfahrungen auf dem Weg zur Mutterschaft*, die oft individuell besonders schwer wiegen und teils aufgrund von schuldhafter oder unzureichender Verarbeitung vermieden werden: unerfüllter Kinderwunsch, Fehlgeburten, Totgeburten, traumatische Geburten oder schwierige Wochenbettzeiten. Auch psychische Krisen, Gewalt in Partnerschaften oder chronische und psychische Erkrankungen in der Familie gehören in diesen Bereich.

Solche Erfahrungen sind für die Betroffenen oft schwer in Worte zu fassen. Im sozialen Umfeld fehlt nicht selten Verständnis oder Geduld für *Trauerarbeit*. Selbst enge Partner versuchen häufig, »nach vorne zu schauen« oder das Positive zu betonen, weil auch sie selbst belastet sind. Die Frauen sind es dann, die mit ihrer Trauer, ihren Schuldgefühlen und Ängsten allein bleiben.

In der Therapie ist es deshalb besonders wichtig, diesen Themen Raum zu geben. Sie dürfen ausgesprochen, betrauert und anerkannt werden. Erst wenn Betroffene erleben, dass diese Erfahrungen Gewicht haben und in einem sicheren Rahmen Platz finden, können Belastungen an Gewicht verlieren. Klinisch ist dies besonders bedeutend, da diese Erfahrungen z. B. zur Entwicklung eines besonders anklammernden und ängstlichen Beziehungsverhaltens zum eigenen Kind beigetragen haben können. Da dies dann Ablösung und Trennung erschwert, werden auch Freiräume für die Mütter fast unmöglich und damit wird die Überlastungsgefahr sehr hoch.

Ein weiterer sensibler, aber bedeutsamer Aspekt im Kontext Mütter-spezifischer Belastungen betrifft Frauen, die eine *unerwünschte Schwangerschaft* erlebt haben oder deren Kinder in einer Phase entstanden sind, in der die Mutterschaft nicht gewollt war. Auch wenn viele Frauen nach der Geburt Wege finden, eine stabile Bindung aufzubauen, kann diese Ausgangslage mit fortbestehenden Ambivalenzen verknüpft bleiben. Manchmal bereuen Frauen auch erst später die Tatsache, dass sie überhaupt Mutter geworden sind – ein Phänomen, das unter dem Begriff *»regretting motherhood«* inzwischen auch wissenschaftlich und gesellschaftlich diskutiert wird, wenngleich es nach wie vor stark tabuisiert ist. Der Begriff wurde 2015 von der israelischen Soziologin Orna Donath geprägt und wissenschaftlich untersucht (Donath, 2015). Autoren von

Büchern oder Artikeln zu diesem Thema erleben häufig Anfeindungen oder schreiben gar unter Pseudonym. Scham, Schuldgefühle und gesellschaftlicher Druck bei den Betroffenen erschweren eine ehrliche Kommunikation. Gleichwohl können sie erheblich zum Erleben von Überlastung, innerem Rückzug oder Konflikten im Alltag beitragen. In der psychotherapeutischen Arbeit ist es daher wichtig, auch solche ambivalenten oder ablehnenden Gefühle zur Mutterschaft als mögliche Belastungsfaktoren zu berücksichtigen. Eine einfühlsame, nicht wertende Haltung ermöglicht es, Raum für diese oft unausgesprochenen Empfindungen zu schaffen und sie in den therapeutischen Prozess zu integrieren, ohne die Frau weiter zu stigmatisieren.

WICHTIG

Es ist wichtig, auch länger zurückliegende Belastungen und Traumatisierungen im Rahmen von Schwangerschaft und Geburt therapeutisch aufzugreifen. Zudem sollten ambivalente oder ablehnende Haltungen zur Mutterschaft nicht tabuisiert werden. Die sonst fortbestehende schuldhafte Verarbeitung kann sich in depressiven Entwicklungen zeigen und auch in Form problematischer Eltern-Kind-Interaktionen.

Nachdem die individuellen Mütter-spezifischen Belastungsthemen in den Blick genommen wurden, ist ein nächster entscheidender Schritt, die eigene Haltung dazu zu verändern. Es geht nicht darum, diese Themen sofort zu »lösen« oder Strategien zur besseren Organisation zu entwickeln, sondern zunächst einen anderen Blick auf die eigene Belastung einzunehmen: einen mitfühlenden Blick.

Viele Mütter erleben ihre alltäglichen und unsichtbaren Belastungen, nehmen sie aber gleichzeitig nicht als ernsthaft genug wahr, um sich selbst dafür Mitgefühl zuzugestehen. Sie neigen dazu, die eigene Anstrengung kleinzureden oder sie als selbstverständlich abzuwerten. Relativierungen und Ja-aber-Sätze sind typisch dafür.

Hier setzt Stufe 4 an: Neben der therapeutischen Anerkennung und biografischen Einordnung von außen wird die Anerkennung durch die Frau selbst zum Kernpunkt. Es geht darum, dass sie ihre eigenen Belastungen und ihre emotionalen Reaktionen auf diese Themen bewusst anerkennt im Sinne einer Selbstvalidierung.

Die Arbeitsblätter 13 bis 16 der Stufe 4 sind dabei hilfreiche Werkzeuge, um Selbstmitgefühl zu fördern. Sie unterstützen,

- die eigene Haltung zu sich selbst sichtbar zu machen und eine Art Bestandsaufnahme zum Thema »Selbstmitgefühl« vorzunehmen (→ AB 13),
- unsichtbare Aufgaben und deren Gewicht zu erfassen (→ AB 14),
- Selbstmitgefühlssätze zu formulieren (→ AB 15),
- mit dem sogenannten B-E-Z-Schema ein konkretes Vorgehen zu lernen, wie man in schwierigen Momenten mit Selbstmitgefühl reagieren kann (→ AB 16).

So wird ein Prozess in Gang gesetzt, in dem Mütter Schritt für Schritt lernen, die eigenen Herausforderungen ernst zu nehmen – und dabei eine freundliche, wohlwollende Haltung sich selbst gegenüber einzunehmen.

AB 13: Selbstmitgefühl – wie mitfühlend bin ich mit mir selbst?

Dieses Arbeitsblatt (→ AB 13) dient als *Bestandsaufnahme*: Wie gehe ich im Alltag eigentlich mit mir selbst um? Gerade in stressreichen oder schwierigen Situationen neigen viele Mütter dazu, streng oder selbstkritisch zu sein, während sie mit anderen Menschen (z. B. Kindern oder Freundinnen) verständnisvoll und fürsorglich umgehen würden. Dieses Blatt lädt dazu ein, die eigene Haltung zu sich selbst und zum Thema Selbstmitgefühl zu reflektieren.

AB 14: Meine aktuelle »Mental Load«

Dieses Arbeitsblatt (→ AB 14) soll helfen, die *eigene tägliche Mental Load sichtbar zu machen*, die bekannterweise ein relevanter Stressor im Alltag vieler Mütter ist und zu kognitiven Auffälligkeiten führen kann (Daminger, 2019).

Auf dem Arbeitsblatt gibt es viele verschieden große Kreise, die Gedanken- oder Sprechblasen symbolisieren sollen. In diese Kreise sollen in Form von Stichpunkten die Aufgaben, offenen Themen oder »To-dos« eingetragen werden, die aktuell im Kopf der Patientin präsent sind. Im Anschluss folgt eine Reflexion.

Dabei besteht der letzte Schritt nicht darin, nun zu überlegen, wie die Aufgaben alle abzuarbeiten oder besser zu priorisieren sind. Ziel ist vielmehr, jetzt mit *Selbstmitgefühl* auf die Fülle der Aufgaben zu schauen. Dieser Schritt senkt die begleitende Stressreaktion, da sich zunächst eine innere Beruhigung einstellt.

Hilfreiche Gedanken können zum Beispiel sein:

- »Kein Wunder, dass mir manchmal der Kopf raucht – ich habe wirklich sehr viele Aufgaben.«
- »Ich darf anerkennen, dass das viel ist.«
- »Ich werde jetzt überlegen, was gerade wirklich wichtig ist – alles andere darf warten.«

So unterstützt das Arbeitsblatt dabei, die eigene Mental Load wahrzunehmen, zu reflektieren und einen freundlicheren Umgang mit sich selbst zu entwickeln.

Ein hilfreicher Laien-Literaturtipp zum Thema Mental Load, um Mütter für dieses Thema und dessen Relevanz zu sensibilisieren, ist das Buch Raus aus der Mental-Load-Falle der Psychologin Patricia Cammarata (Cammarata, 2018).

AB 15: Meine Sätze des Selbstmitgefühls

Dieses Arbeitsblatt (→ AB 15) lädt die Patientin ein, persönliche Sätze des Selbstmitgefühls zu entwickeln. Die Beispielsätze dienen als Inspiration, um einen freundlichen, stärkenden und tröstenden Umgang mit sich selbst zu üben. Der nächste Schritt besteht darin, eigene Formulierungen zu finden, die innerlich wirklich ansprechend sind und sich wohltuend anfühlen. Wichtig ist, dass die Sätze im Alltag leicht abrufbar sind – besonders in Momenten, in denen Unterstützung oder Trost benötigt wird.

Ein hilfreicher Zugang ist es, sich beim Aufschreiben Zeit zu nehmen und zu spüren, welche Worte wirklich berühren. Zusätzlich kann eine unterstützende Körpergeste (z. B. die Hand auf die Herzregion legen oder sich sanft selbst umarmen) die Wirkung verstärken und die Worte noch tiefer verankern.

AB 16: Achtsames Selbstmitgefühl: Das B-E-Z-Schema

Durch dieses Schema (→AB 16) erfahren die Übenden, dass sie ihre Gefühle achtsam wahrnehmen und mit Selbstmitgefühl annehmen dürfen, ohne sofort einem Impuls nachzugehen. Das B-E-Z-Schema bietet dabei eine klare Struktur, die Halt gibt:

- **B** – das Gefühl **b**enennen
- **E** – dem Gefühl Raum geben (**e**rlauben) und es **e**rnst nehmen
- **Z** – es **z**iehen lassen

und im Anschluss die Aufmerksamkeit bewusst umlenken.

So entsteht eine Unterbrechung im Automatismus und eine Selbstberuhigung, die es ermöglicht, achtsam und selbstmitfühlend zu reagieren – statt impulsiv.

Eine mögliche Anwendung des B-E-Z-Schemas soll an einem praktischen Beispiel verdeutlicht werden. Die Übende erinnert sich zunächst an eine belastende Situation aus der letzten Woche. Die Frau berichtet etwa:

> »Ich habe meine Kinder mehrfach gebeten, ihre Schuhe in den Flur zu stellen. Trotzdem lagen sie immer noch mitten im Wohnzimmer. Ich war müde und habe mich sofort geärgert. Schließlich bin ich laut geworden und habe die Schuhe selbst weggeräumt.«

Diese Schilderung zeigt, wie in vielen Fällen der Ärger spontan und impulsiv ausgelebt wird, ohne dass er bewusst wahrgenommen wird. Im nächsten Schritt wird reflektiert, wie tatsächlich mit den Emotionen umgegangen wurde: Der Ärger wurde sofort herausgelassen, indem geschimpft und laut reagiert wurde. Im Nachhinein blieb häufig ein ungutes Gefühl zurück – sowohl wegen des Ärgers selbst als auch wegen des impulsiven Verhaltens.

Anschließend kann dieselbe Situation mit Hilfe des achtsamen Selbstmitgefühls und dem B-E-Z-Schema neu betrachtet werden:

1. Im ersten Schritt, dem **Benennen**, geht es darum, die Gefühle klar zu erkennen: »Ich merke, dass ich sehr verärgert bin. Mein Gefühl heißt Ärger.«
2. Im zweiten Schritt, dem **Erlauben und Ernstnehmen**, erhält das Gefühl Raum und wird wertschätzend anerkannt: »Es ist verständlich, dass ich mich ärgere. Ich habe schon mehrfach um etwas gebeten und mich nicht respektiert gefühlt. Es ist okay, dass dieses Gefühl da ist.«
3. Im dritten Schritt erfolgt das **Ziehenlassen**: »Der Ärger darf jetzt weiterziehen. Ich muss ihn nicht festhalten. Ich kann den Ärgergedanken loslassen und wieder ruhiger werden, um die Situation konstruktiv zu lösen.«

Damit das »Ziehenlassen« auch nachhaltig gelingt, ist es hilfreich, die Aufmerksamkeit nach diesem Gedanken bewusst auf etwas anderes zu lenken. Dies kann eine kleine, konkrete Handlung sein, die die Situation unterbricht und idealerweise zugleich selbstfürsorglicher Art ist, wie zum Beispiel:

> »Ich gehe jetzt erst einmal in die Küche, trinke ein Glas Wasser und atme tief durch.«

Wie das Beispiel zeigt, eignet sich das B-E-Z-Schema sehr gut dazu, Automatismen zu durchbrechen und dadurch Situationen besser zu lösen, wie z. B. Konflikte ruhiger und konstruktiver zu bewältigen. Zugleich wird durch das feste Schema »benennen, annehmen, weiterziehen« ein achtsamer und selbstmitfühlender Umgang mit sich selbst aufgebaut.

Stufe 5: Ich: im Fokus! – Achtsamkeit und Selbstmitgefühl üben

Diese Stufe markiert den Übergang von einer eher äußeren Veränderung hin zu einer vertieften inneren Entwicklung. Zunehmend entwickelt sich eine neue, selbstfreundliche Haltung zu sich und den eigenen Belastungen.

Die Stufe ist auch dadurch gekennzeichnet, dass nun das *Einüben und regelmäßige Praktizieren* von Selbstmitgefühls- und Achtsamkeitstechniken in den Vordergrund tritt.

Der Titel »Ich: im Fokus!« macht deutlich, dass es nun darum geht, die Frau in ihrem Selbstverständnis so weit zu stärken, dass sie sich bewusst Raum und Zeit für sich selbst nimmt: Für Selbstfürsorge und auch für das Üben von Selbstmitgefühl.

An dieser Stelle steht nun nicht mehr nur das Erkennen und Verstehen im Vordergrund, sondern die praktische Erfahrung: den selbstmitfühlenden inneren Dialog Schritt für Schritt an die Stelle selbstkritischer Denk- und Verhaltensmuster treten zu lassen.

Durch diese *kontinuierliche Selbstfürsorgepraxis* entfalten sich nachhaltige Wirkungen. Viele günstige Folgen ergeben sich zunehmend von selbst im Alltag: Frauen berichten etwa, dass es ihnen leichter fällt, klare Grenzen zu setzen, ohne schlechtes Gewissen. Auch die Interaktion mit den Kindern verbessert sich häufig spürbar – was sich aus neurobiologischer Sicht durch ein gesenktes Stressniveau und weniger innere Anspannung erklären lässt.

In dieser Stufe werden Prinzipien, wie die Anwendung des BEZ-Schemas, immer mehr zu einem selbstverständlichen Bestandteil des Alltags. Ebenso sind sie Teil der therapeutischen Kommunikation: zum einen, indem die Therapeutin selbst ein Modell mitfühlender Haltung gibt; zum anderen, indem die Frauen ermutigt werden, sich gerade in Momenten von Selbstkritik oder Abwertung bewusst selbstmitfühlend zu begegnen – so etwa, wenn sie zu Beginn einer Sitzung kritisch oder relativierend über die zurückliegende Woche sprechen. Dann kann die therapeutische Anregung, kurz innezuhalten und einen mitfühlenden Blick auf sich selbst zu werfen, ein neuer, hilfreicher Schritt sein.

MERKE

In dieser Therapiephase geht es im Kern darum, den selbstmitfühlenden inneren Dialog Schritt für Schritt an die Stelle selbstkritischer Denk- und Verhaltensmuster treten zu lassen.

Gezielter Einsatz von Selbstmitgefühlsimaginationen

Um diesen Prozess zu vertiefen, kommen nun gezielt Selbstmitgefühlsimaginationen zum Einsatz. Sie ermöglichen – wie schon beschrieben – eine vertiefte emotionale Erfahrung, die über das reine Verstehen hinausgeht, und helfen dabei, die Haltung von Achtsamkeit und Selbstmitgefühl im eigenen Erleben zu verankern.

Die folgenden *Imaginationen sind für Mütter* gedacht, die ihre Selbstfürsorge vertiefen und im Alltag einen mitfühlenderen Blick auf sich selbst gewinnen möchten – insbesondere auch im Kontext ihrer Alltagssituation.

Imagination 6: Die Selbstmitgefühlspause

Diese Übung ist eine klassische MSC-Meditation nach Kristin Neff und Christopher Germer. Sie bietet eine strukturierte Möglichkeit, in belastenden oder schwierigen Momenten innezuhalten und mit sich selbst in Kontakt zu treten.

Durch bewusstes Wahrnehmen, Anerkennen der eigenen Empfindungen und Hinwenden zu einer mitfühlenden inneren Haltung entsteht Raum für Ruhe, Selbstfreundlichkeit und Stabilität.

Imagination 7: Selbstmitgefühl für unsere Fehler als Eltern

Diese Meditation nach Kristin Neff unterstützt dabei, einen milderen und verständnisvolleren Blick auf die eigenen Fehler und Unzulänglichkeiten im Elternsein zu entwickeln. Anstatt sich selbst zu kritisieren, wird eingeübt, die eigene Menschlichkeit zu akzeptieren und mit Freundlichkeit darauf zu reagieren.

So entstehen mehr Gelassenheit und Entlastung, was sowohl den Eltern selbst als auch ihren Kindern zugutekommt.

Imagination 8: Liebevolle Güte für mich selbst

Diese Meditation ist angelehnt an die klassische Metta-Meditation, modifiziert nach Kristin Neff. Sie eignet sich besonders, wenn ausreichend Zeit und Ruhe zur Verfügung stehen. Empfohlen werden ca. 20 bis 25 Minuten in einem ungestörten, ruhigen Raum. Eine angenehme Atmosphäre – etwa mit Kerzen, Decke, Duft oder anderen individuellen Wohlfühlelementen – unterstützt die Wirkung.

Mit sanfter Stimme gesprochen und mit viel Raum gestaltet, entfaltet diese Meditation eine aktivierende Kraft für Selbstmitgefühl und Wohlbefinden. Typische Sätze sind beispielsweise:

> »Mögest du glücklich sein. Mögest du gesund sein. Mögest du sicher sein. Mögest du in Frieden leben.«

Diese Form der Übung kann sehr stärkend und nährend wirken.

Imagination 9: Selbstmitgefühlswesen
Diese Imagination ist an eine MSC-Meditation angelehnt. Sie lädt dazu ein, sich eine Gestalt des Mitgefühls vorzustellen, die dem Übenden in schwierigen Momenten unterstützend und wohlwollend zur Seite steht.

Durch die imaginative Begegnung entsteht eine verkörperte Erfahrung von Sicherheit, Trost und Selbstfreundlichkeit, die im Alltag verankert werden kann.

Umgang mit Perfektionsdruck und Schuldgefühlen

Wie im Kapitel zum bio-psycho-sozialen Entstehungsmodell von Burnout bereits erläutert wurde (→Kapitel 2.1), spielen gesellschaftliche und persönliche Rollenerwartungen eine große Rolle beim eigenen *Selbstverständnis als Mutter* und deren *»idealem Denken, Fühlen und Handeln«*. Der Anspruch nach »perfekter Mutterschaft« korreliert dabei mit Stress und (Meeussen & Van Laar, 2018).

Frauen orientieren sich dabei häufig an tradierten, aber auch modernen Leitbildern von Mutterschaft, die hohe Ansprüche an Fürsorge, Organisation und emotionale Verfügbarkeit beinhalten. Viele Frauen – und besonders die, mit wenig oder ohne bezahlte Arbeitstätigkeit – identifizieren sich stark damit, »einen guten Job als Mutter – und ggf. auch als Hausfrau« zu machen, und leiten aus dieser Aufgabe einen großen Teil ihres Selbstwertes ab.

Diese Ansprüche wirken sich in besonderer Weise auf das Selbstwertgefühl aus und sind somit sehr stabil. Es besteht eine oft sehr hohe Motivation, den Kindern eine gute Entwicklung zu ermöglichen, andererseits aber auch ein erhebliches Risiko, sich unter dem Druck eigener Ansprüche zu erschöpfen. Besonders belastend wird diese Dynamik, wenn alltägliche Probleme und Unwägbarkeiten – wie Krankheiten der Kinder oder der Mütter oder der Betreuungspersonen, Unregelmäßigkeiten im Familienablauf oder das Erfordernis ständiger Umplanungen – dazu führen, dass die hohen Ideale nicht erfüllt werden können. Das Erleben des »Nichtgelingens« wird von vielen Müttern unmittelbar als persönliches Versagen gedeutet und löst Schuldgefühle, Selbstkritik und innere Spannungen aus. Diese können sich wiederum in Aggressionen äußern – entweder in selbstabwertender Form gegen die eigene Person oder in impulsiven Reaktionen gegenüber Familienmitgliedern. Burnout-Entstehung ist ebenfalls eine mögliche Folge.

Die therapeutische Herausforderung besteht darin, einen Raum für Selbstmitgefühl zu eröffnen, der es ermöglicht, die hohen Ansprüche nicht vorschnell infrage zu stellen, aber langfristig doch zu relativieren und auf ein »günstiges Maß« zu reduzieren. Aus klinischer Erfahrung ist es ein wesentlicher Schritt, diese Motivation der Frau ernst zu nehmen und zunächst anzuerkennen und zu würdigen: Sie möchte einen besonders guten Job als Mutter (und ggf. auch als Hausfrau) machen, weil die Kinder und deren positive Entwicklung oft einen sehr hohen Stellenwert in ihrem Leben haben. Diese Würdigung schafft eine Atmosphäre der Akzeptanz, in der Selbstmitgefühl wachsen kann.

FALLBEISPIEL

Eine Mutter berichtet von einer *Situation im Alltag*, in der sie sehr gereizt und ungeduldig auf ihre Kinder reagiert hat, als es Termindruck gab.
Statt diese Reaktion sofort als »Fehler« zu bewerten, kann eine neu entwickelte Haltung mit *achtsamen Selbstmitgefühl* lauten:

> »Ja, in dieser Situation war ich unter starkem Druck und wenig geduldig.
> Ich habe starken Ärger gespürt.«

> »Danach habe ich mich schuldig gefühlt, da ich so unnötig laut geworden bin.«

> »Das ist okay – es ist okay, dass ich ärgerlich war. Und es ist okay, dass ich ein Schuldgefühl hatte.«

In einem zweiten Schritt kommt *Selbstfreundlichkeit* hinzu:

> »Meine Kinder sind mir eben extrem wichtig. Sie sind für mich das Wichtigste auf der Welt! Ich wollte, dass für sie alles gut organisiert ist.«

> »Darum ist es auch verständlich, dass ich mich verausgabe, um alles richtig zu machen. Ich will eben eine tolle Mama sein. Eine, über die die Kinder später sagen, dass sie eine tolle Kindheit hatten.« – »Und dieser Wunsch ist vollkommen okay.«

Danach folgt der dritte Schritt mit dem Prinzip *»Ziehenlassen«* und *aktiver Selbstfürsorge*:

> »Und dennoch darf ich jetzt auch einen Moment innehalten, durchatmen und schauen, was mir gerade guttut.«

> »Ich darf meinen Ärger und mein Schuldgefühl jetzt ziehen lassen.«

Jetzt folgt ein Akt der gelebten Selbstfürsorge und Aufmerksamkeitsumlenkung, wie z. B. das Gehen in einen anderen Raum, um dort etwas zu trinken.
Dieser Ansatz ermöglicht es, die hohen Ansprüche nicht direkt zu verwerfen, sondern zunächst *in das Selbstverständnis zu integrieren.* Die Frau erfährt, dass ihre

Anstrengungen *Ausdruck ihrer Fürsorge und Bedeutung der Mutterrolle* sind – und dass sie sich dennoch mit Freundlichkeit und Nachsicht begegnen darf. In der indirekten Folge kann es durch Reflexion und zunehmende Selbstmitgefühlspraxis dazu kommen, dass die Frau ihre *hohen Ansprüche mit der Zeit von sich aus modifiziert*, ohne dass dies von außen gefordert oder forciert wird.

Auf diese Weise entsteht eine *Balance zwischen Anspruch und Selbstfürsorge*, die nicht auf Abwertung, sondern auf Würdigung aufbaut – und die Müttern hilft, aus einem Kreislauf von Überforderung, Schuld und Selbstkritik auszusteigen.

Um dieses klinisch so häufige Thema, nämlich der verbesserte Umgang mit vermeintlichen oder auch echten »Fehlern«, weiter zu vertiefen, gibt es speziell dazu die passende Imagination (→ Imagination 7): »Selbstmitgefühl für unsere Fehler als Eltern«.

In dieser Therapiephase, in der bereits viele Erfahrungen mit der Selbstmitgefühlspraxis gesammelt wurden, ist besonders entscheidend, diese Prinzipien auch im Alltag wiederholt anzuwenden – und zwar zunehmend auch im »Ernstfall«, also nicht nur in der retrospektiven Analyse, sondern auch direkt in Stresssituationen.

Eine tägliche Form der Erinnerung bietet sich in Gestalt eines *»Selbstmitgefühlstagebuchs«* an. Es fungiert nicht nur als praktisches Werkzeug, um Achtsamkeit und Selbstmitgefühl bewusst zu verankern, sondern auch als motivierender Begleiter im therapeutischen Prozess.

AB 17: Mein Selbstmitgefühlstagebuch

Das Selbstmitgefühlstagebuch (→ AB 17), das in Form einer »Checkliste« gehalten ist, soll eine freundliche tägliche Erinnerung an das Üben sein. Die Liste soll das regelmäßige Üben begleiten und dabei helfen, sich das noch ungewohnte Prinzip regelmäßig ins Bewusstsein zu rufen und Schritt für Schritt im Alltag zu verankern – ähnlich wie ein Trainingsplan im Sport oder das Vokabellernen beim Spracherwerb.

FALLBEISPIEL

Frau S., 39 Jahre alt, arbeitet als Lehrerin an einer Realschule. Sie hatte in den letzten Jahren häufig das Gefühl, sich im Schulalltag selbst zu vergessen. Besonders nach langen Korrekturphasen saß sie oft noch spät im Lehrerzimmer und merkte, wie erschöpft sie war.

Auf Anraten ihrer Therapeutin kopierte sie sich die *Selbstmitgefühls-Checkliste* und legte sie zu ihren Korrekturarbeiten. Sie begann, sich immer am Ende ihrer täglichen Korrekturzeit 3 bis 5 Minuten Zeit zu nehmen, um die Fragen durchzugehen und anzukreuzen.

Beispiel für einen Tag:

- Sie stellte fest, dass sie sich beim Korrigieren Pausen gegönnt hatte (F1: 4 Punkte).
- Im Umgang mit Kolleginnen war sie freundlich, aber auch kurz angebunden (F2: 3 Punkte).

- Eine Belastungssituation (ein Stapel noch unkorrigierter Arbeiten) konnte sie entschärfen, indem sie sich bewusst sagte: *»Es ist okay, Schritt für Schritt.«* (F3: 4 Punkte).
- Meditation hatte sie an dem Tag und auch am Vortag nicht gemacht (F5: 1 Punkt).

Am Ende der Woche legte sie die Blätter nebeneinander und konnte ihre Fortschritte sehen: Sie erkannte, dass es ihr leichter fiel, sich selbst wohlwollend zu begegnen, auch wenn sie nicht immer alles »perfekt« umsetzte. Das motivierte sie, dranzubleiben.

Reflexionsanregende Literaturempfehlungen für Patientinnen

Die folgende Auswahl an Selbsthilfe- und Fachliteratur bietet Müttern hilfreiche Anregungen zur Reflexion eigener Rollenbilder sowie zum Umgang mit den Herausforderungen des Mutterseins. Sie eignet sich gut als unterstützende Literatur in der therapeutischen Arbeit. Ziel ist dabei, die eigenen Haltungen durch Außenimpulse kritisch reflektieren und dadurch neue Perspektiven zu gewinnen. Die zentrale Botschaft der aufgeführten Bücher lautet: Mütter müssen erst genommen werden mit ihren Sorgen!

INFO

Heinemann, H. (2023). *Zu erschöpft, um wütend zu sein. Was sich ändern muss, damit Mütter zu neuer Freiheit finden.* Kösel.
Imlau, N. (2024). *Bindung ohne Burnout. Kinder zugewandt begleiten, ohne auszubrennen.* Beltz.
Kuka, P. (2020). *Mumlife: Witty and pretty musings on the truth about motherhood.* HarperCollins.
Neff, K. (2022). *Kraftvolles Selbstmitgefühl für Frauen: Klar für sich selbst einstehen, engagiert handeln und Erfüllung finden.* Kailash.

FAZIT

In der Phase 2 mit den Stufen 3 bis 5 der Therapiepyramide stand die Vertiefung von Selbstfürsorge und Selbstmitgefühl im Vordergrund. Durch das Einüben von achtsamen Selbstmitgefühl und die bewusste Fokussierung auf die eigenen Bedürfnisse konnte ein neuer Blick auf belastende Themen entstehen und die Resilienz wachsen. Dadurch entwickelt sich gerade eine neue innere Haltung, die nun den Übergang zur nächsten Stufe ermöglicht: Belastungen als Ressourcen zu nutzen und neue Entwicklungsspielräume zu öffnen.

Imagination 6: Die Selbstmitgefühlspause

(nach Kristin Neff und Christopher Germer, 2019; MSC-Meditation)

Nimm dir einen Moment Zeit, um eine bequeme Sitzhaltung zu finden.
Lass dich wirklich nieder.
Spüre, wie dein Körper den Boden berührt.
Wenn du möchtest, schließe sanft die Augen.
Und lenke deine Aufmerksamkeit nun ganz ruhig auf den Atem.

Spüre das Einatmen ... und das Ausatmen.

Einfach so, wie es gerade ist.
Nichts muss anders sein.

Pause

Und wenn du bereit bist, rufe dir nun eine Situation ins Gedächtnis ...

Eine kleine oder größere Begebenheit aus den letzten Tagen – in der du überfordert warst ... angestrengt ... vielleicht ungeduldig oder laut gegenüber deinem Kind oder deinem Partner ... Eine Situation, die dir nachgeht ...

Schau noch einmal genau hin: Was ist da passiert?
Was war es, das dich so aus dem Gleichgewicht gebracht hat?

Lass dir Zeit.

Und spüre nun in deinen Körper hinein: Wo spürst du das Unbehagen jetzt?
Gibt es eine Stelle, an der sich die Erinnerung körperlich zeigt?
Vielleicht Druck in der Brust ... ein Knoten im Bauch ... oder ein Ziehen im Hals.
Was immer du wahrnimmst – nimm es einfach nur liebevoll zur Kenntnis.

Lege, wenn du magst, eine Hand sanft auf diese Stelle.
Oder auf dein Herz. Oder auch deinen Bauch.

Und atme ganz ruhig weiter.
Spüre das Auf und Ab deines Atems unter deiner Hand.

Und sage dir nun, ganz freundlich und annehmend:

»Ja – das war ein Moment des Leidens.«

Oder vielleicht eher so etwas wie: »Ich erkenne an, dass das wirklich schwierig für mich war.«
Dazu passt vielleicht auch ein Satz, wie: »Aua. Das hat wirklich wehgetan. Das war schmerzhaft.«

Pause
Und es ist okay. So etwas erleben wir alle.
Du bist nicht allein.
Leid gehört zum Leben.
Und wir alle kämpfen manchmal mit schwierigen Momenten.

Pause
Und vielleicht kannst du dir jetzt selbst mit Mitgefühl begegnen –
mit einem Satz, der dir guttut, wie etwa:
»Möge ich freundlich zu mir sein.«
»Möge ich freundlich zu mir sein, weil ich gerade leide.«
Oder aber:
»Ich darf mir selbst Trost schenken.«

Wenn dir diese Sätze fremd erscheinen, dann frage dich:
Was würde ich jetzt gern von einem lieben Menschen hören?
Vielleicht so etwas, wie:
»Du hast dein Bestes gegeben.«
»Es ist nicht so gelaufen, wie du es dir gewünscht hast – aber du bist trotzdem ein guter Mensch.«
»Alle machen Fehler. Nächstes Mal wird es wieder anders laufen.«

Oder stelle dir vor, jemand, der dir wichtig ist, hätte genau das erlebt, was du erlebt hast. Was würdest du diesem Menschen sagen?

Welche Worte würdest du finden, um ihn oder sie zu trösten?

Diese Worte – schenke sie jetzt dir selbst.

Pause
Lass sie in dir wirken.

Und wenn du magst,
wiederhole einen Satz, der dich besonders angesprochen hat –
wie ein leises Mantra:

»Möge ich freundlich zu mir sein.«
»Möge ich gut mit mir umgehen – in diesem Moment des Leidens.«

Lass diesen Satz mit dem Atem fließen ...
ein ... und aus.

Pause
Und nun, beende diese Meditation ganz behutsam.

Atme tief ein ... und bewusst wieder aus.
Spüre deinen Körper,
Nimm ein wenig Bewegung hinein ... vielleicht deine Finger, deine Zehen, deine Schultern ...

Öffne sanft die Augen, wenn sie geschlossen waren. Und komm langsam, ganz in deinem Tempo, wieder zurück –

in den Moment, in den Raum, in den Tag.

Imagination 7: Selbstmitgefühl für unsere Fehler als Eltern

(nach Kristin Neff, 2011)

Beginne damit, eine bequeme Haltung einzunehmen.
Du kannst dich auf einen Stuhl setzen oder dich hinlegen – so, wie es für dich angenehm ist.
Wenn du möchtest, schließe nun sanft deine Augen.

Atme ein paar Mal tief durch die Nase ein … und durch den Mund wieder aus.
Komm mit jedem Atemzug ein Stück mehr bei dir an.

Spüre den Kontakt deines Körpers mit dem Boden oder dem Stuhl.
Nimm wahr, wie du getragen wirst. Du musst gerade nichts leisten. Einfach nur da sein.

Erinnere dich nun an eine Situation aus den letzten ein bis zwei Wochen.
Eine Situation, in der du als Mutter das Gefühl hattest, nicht so gehandelt zu haben, wie du es dir gewünscht hättest.
Vielleicht hast du die Geduld verloren. Vielleicht warst du gereizt, laut oder überfordert.

Lass dieses Erlebnis noch einmal vor deinem inneren Auge entstehen – sanft, ohne Druck.
Versuche, ehrlich hinzuschauen – und dabei liebevoll mit dir zu bleiben.

Du darfst dir eingestehen: *»Das war nicht mein bester Moment.«*
Und zugleich: *»Ich bin ein Mensch. Ich darf Fehler machen.«*

Jetzt begegne dir selbst mit Freundlichkeit.

Stell dir vor, eine gute Freundin würde dir genau diese Geschichte erzählen.
Was würdest du sagen? Vielleicht:

»Du hast dein Bestes gegeben.«
»Du warst müde, du warst erschöpft – es ist okay.«

Sprich nun so mit dir selbst.
Mit Wärme. Mit Verständnis. Mit Mitgefühl.
Sage dir die Sätze voller Mitgefühl in der Formulierung, die sich für dich stimmig anhören.

Pause
Wenn du magst, lege deine Hand sanft auf dein Herz oder an eine andere Stelle, die dir gerade Trost spendet.
Wenn du magst, kannst du deinen mitfühlenden Satz oder deine Sätze noch mal wiederholen.

Vielleicht gibt es etwas, das du in dieser Situation noch tun möchtest.
Etwas, das dir hilft, es innerlich abzurunden.
Vielleicht ein Gespräch mit deinem Kind. Eine kleine Geste der Versöhnung.

Nicht aus Schuldgefühl – sondern aus Liebe und Klarheit.
Du darfst Verantwortung übernehmen – und dabei gut mit dir selbst verbunden bleiben.

Gibt es etwas anderes, was du noch tu möchtest?

Pause
Nun richte den Blick auf deine Gefühle.
Was war da in dir? Vielleicht Ärger? Frust? Überforderung? Vielleicht Ohnmacht?
Spüre diese Gefühle – ohne sie zu bewerten.

Sag dir:
»Das war viel. Das war wirklich schwer für mich. Und ich erkenne das an.«

Schenke dir selbst Mitgefühl für all das, was dich bewegt hat.

Denn es ist nicht leicht, Mutter zu sein.
Und du bist nicht allein.

Und jetzt frage dich sanft:
Was brauche ich eigentlich?
Was könnte mir guttun – heute, morgen, in nächster Zeit?

Vielleicht ist es Ruhe. Unterstützung. Vielleicht eine kleine Pause nur für dich.
Etwas, das dich stärkt. Etwas, das dich wieder näher zu dir selbst bringt.

Erlaube dir, diesen Gedanken ernst zu nehmen.
Du darfst für dich sorgen.

Denn wenn du gut für dich sorgst, kannst du auch gut für andere da sein.
Für dein Kind. Für deine Familie. Und für dich selbst.

Pause
Atme nun noch einmal tief ein ...
... und langsam wieder aus. Gerne mit Geräusch.

Wenn du möchtest, bewege sanft deine Finger, deine Füße.
Und wenn du so weit bist, öffne in deinem Tempo wieder die Augen.

Nimm dir einen Moment Zeit, bevor du in den Alltag zurückkehrst.

Imagination 8: Liebevolle Güte für mich selbst

(angelehnt an die sog. Metta-Meditation nach Kristin-Neff – adaptiert von B. Rudolph)

Für diese Imagination wird ausreichend Zeit benötigt, damit sie möglichst gut ihre Wirkung entfalten kann. Ca. 20–25 Minuten und ein ruhiger Raum sind empfehlenswert.

Nimm dir Zeit.

Richte dich so ein, dass du eine Weile gut sitzen oder liegen kannst. So wie es dir angenehm ist.

Wenn du möchtest: Schließe die Augen – oder lasse den Blick auf einem Punkt vor dir am Boden ruhen.
Spüre den Boden oder die Unterlage unter dir.
Erlaube dir, mit der Aufmerksamkeit bei dir anzukommen ... – in diesem Moment.

Und richte nun deine Aufmerksamkeit gerne auf deinen Atem. Und beobachte, wie er fließt. Ein – und aus. In seinem ganz eigenen Tempo.

Pause
Und wenn gerade noch Gedanken da sind, die wandern oder kreisen, ist das ganz normal. Lasse sie einfach weiterziehen und kehre mit der Aufmerksamkeit wieder zu deinem Atem zurück.

Dein Atem fließt in seinem Tempo. Du musst nichts tun ... Er fließt von ganz von allein.

Und mit jedem Atemzug wird etwas mehr Ruhe bei dir einkehren.

Pause
Wenn du magst, darfst du dich nun auf die innere Reise zu mehr Mitgefühl für sich selbst machen.

Vielleicht magst du dich dazu innerlich fragen:
»Wie würde ich mit einem lieben Menschen sprechen, den ich gern habe und der gerade leidet?«

Ich würde vermutlich ganz behutsam mit ihm sprechen ... Mit sanfter Stimme ... Und tröstenden Worten ...

Vielleicht magst du mal ausprobieren, ein paar besondere Sätze in Gedanken an diesen lieben Menschen zu richten? Zu einem Menschen, der das aktuell gut brauchen könnte.

Es sind nicht irgendwelche Sätze. Sondern die sogenannten **»Sätze der liebevollen Güte«.**
Diese lauten:
[langsam, mit sanfter Stimme sprechen!]

Mögest du glücklich sein!
Mögest du gesund sein!
Mögest du sicher sein!
Mögest du in Frieden leben!

Und vielleicht magst du diese Sätze jetzt ganz bewusst auch zu dir selbst sagen.
Im gleichen Wortlaut. Aber eben an dich gerichtet:

Möge ich glücklich sein!
Möge ich gesund sein!
Möge ich sicher sein!
Möge ich in Frieden leben!

Lass die Sätze noch etwas in dir nachklingen. Schau, was sie mit dir machen.
Ob sie dir guttun. Wie du dich gerade anfühlst.
Lass dir Zeit.

Pause
Sehr schön.
Und vielleicht möchtest du nun im letzten Schritt noch probieren, wie es sich anfühlt, eigene – besonders gut passende – Sätze des Mitgefühls zu dir selbst zu sprechen.
Vielleicht hast du dir vorab schon ein paar **persönliche Selbstmitgefühlssätze** überlegt.
Dann denke an diese Sätze und sprich sie dir jetzt leise vor.
Oder du überlegst dir nun welche. Und zwar in der Formulierung und in der Wortwahl, wie es zu dir ganz persönlich am besten passt. Wie es sich besonders stimmig anfühlt.

Probiere ruhig in Ruhe den genauen Wortlaut aus.
Was magst du dir selbst liebevoll wünschen?
Vielleicht so etwas, wie:
Möge ich zu mir freundlich und verständnisvoll sein – so wie ich es auch für andere bin!
Möge ich mutig sein!
Möge ich mir selbst vertrauen!

Suche in Ruhe, was für dich passt.

Und du kannst den Satz oder die Sätze dann wie ein persönliches Mantra mehrfach für dich wiederholen.
Oder nur einmal sprechen und nachwirken lassen.
Ganz – wie es sich gerade richtig für dich anfühlt.

Längere Pause
Wie fühlt sich das gerade an?
Wenn du magst, kannst du das aktuelle Gefühl noch mit einer passenden Geste verstärken. Einer Geste, die sich für dich unterstützend und freundlich anfühlt.

Du kannst z. B. eine Hand sanft auf deine Herzgegend legen. Oder beide Hände übereinander.
Oder du kannst dich auch selbst leicht in den Arm nehmen – wie in einer achtsamen Selbstumarmung.
Schau, was für dich passt. Und dann spüre die Wärme. Den Kontakt.

Bleib für einen Moment in dieser Haltung.
Spüre hin, wie es dir gerade geht. Mit dir selbst. In dir.

Pause
Und dann darfst du – ganz langsam – deine Übung wieder beenden. Aber nicht übereilt. Sondern ganz sanft.

Nimm gerne zunächst einen tiefen Atemzug – langsam ein ...
... und wieder aus. Gerne mit Geräusch, wenn du magst.
Und gerne noch einen. Oder auch zwei.

Spüre langsam wieder den Kontakt zum Boden. Die Unterlage unter dir. Die Geräusche um dich herum.
Vielleicht magst du deine Finger ein wenig bewegen, deine Füße. Und deine Schultern.
Und wenn du so weit bist, öffne sanft die Augen. Oder hebe den Blick, wenn sie schon geöffnet waren.

Und dann bist du wieder ganz da. Im Hier und Jetzt.

Imagination 9: Selbstmitgefühlswesen

(B. Rudolph, angelehnt an MSC-Meditation nach Neff und Germer)

Finde eine bequeme Position im Sitzen oder Liegen. Wenn du magst, schließe sanft deine Augen.
Lenke deine Aufmerksamkeit zunächst auf deinen Atem ...
Spüre, wie er kommt ... und geht. Ganz ohne Anstrengung.

Pause

Und nun ...
erinnere dich an eine Situation aus deinem Alltag.
Vielleicht aus den letzten Tagen, oder von letzter Woche. Eine kleine oder größere Szene, in der du dich überfordert gefühlt hast. Müde. Genervt. – Vielleicht warst du ungeduldig mit deinem Kind ...
oder du bist lauter geworden, als du wolltest.

Was war genau los? – Was hat dich so aus der Bahn gebracht?
Schau dir die Situation erst noch mal an – ohne zu bewerten.

Und spüre: Wo im Körper fühlst du die Belastung dieser Erinnerung?
Vielleicht als Druck? Oder als Enge?

Wende dich nun dir selbst zu – mit Freundlichkeit.
Und sage dir innerlich:

»Das ist ein Moment des Leidens.«
»Es war schwer.«
»Ich erkenne das an.«

Und jetzt ...
Stelle dir vor, dass du in diesem Moment nicht allein bist.
Dass ein mitfühlendes Wesen bei dir ist. – Ein Selbstmitgefühlswesen.

Ein Wesen, das nichts von dir erwartet, das nichts verändern will –
sondern einfach da ist.
Voller Wärme. Voller Verständnis.

Vielleicht ist es ein Phantasiewesen ...
Oder ein Tier ...
Oder auch ein sanftes Licht ...
oder etwas, das du nicht benennen kannst.

Was zählt, ist sein Wesen: mitfühlend. ruhig. liebevoll.

Aber wenn du magst, darfst du es dir auch genauer vorstellen. – Wie sieht es aus?
Hat es Augen, die dich freundlich ansehen?
Wie nah ist es bei dir?
Ist es größer oder kleiner als du?

Spürst du seinen Kontakt? Vielleicht legt es eine Hand auf deine Schulter ... oder nimmt dich sanft in den Arm. – Oder vielleicht ist es einfach nur still da.
Spüre diese liebevolle Anwesenheit.

Und wenn dieses Wesen sprechen könnte – was würde es dir sagen?
Vielleicht so etwas wie:
»Schau ... es ist okay, dass du erschöpft bist.«
»Das war wirklich ein schwieriger Moment.«
»Ich sehe deinen Schmerz. Ich bin bei dir.«
Oder: »Du musst das nicht alleine tragen.«

Vielleicht sagt es aber gar nichts, sondern bleibt einfach da –
mit offenem Herzen.

Schau, was sich für dich richtig anfühlt.
Lass dir Zeit, um dieses Wesen bei dir zu spüren.

Pause
Und spüre noch einmal in deinen Körper:
Wie fühlt sich das jetzt an –
mit dieser Vorstellung, mit dieser Verbindung? Hat sich etwas verändert?

Pause
Und nun, lenke die Aufmerksamkeit wieder auf deinen Atem.
Spüre das Einatmen ... und das Ausatmen. Nimm noch ein paar ruhige Atemzüge.
Und dann lass das Bild deines Selbstmitgefühlswesens langsam verblassen –
oder behalte es in dir, wenn dir seine Anwesenheit guttut.

Und dann beginne ganz behutsam, mit deiner Aufmerksamkeit wieder zurückzukehren.

Spüre deinen Körper, deinen Sitz, deine Füße auf dem Boden.
Vielleicht möchtest du dich etwas bewegen ... die Schultern sanft kreisen, die Hände und Füße bewegen ...

Und wenn du so weit bist, öffne sanft die Augen.
Und kehre mit der Aufmerksamkeit wieder zurück ins Hier und Jetzt.

4.3 Therapiephase »Entwicklungsraum öffnen«

Übersicht

Stufe 6: Aus Belastungen werden Ressourcen – systemische Veränderungen in Job und Familie anstoßen (AB 18–19)
Imagination 10: Ein liebevoller Blick auf mein Kind
Stufe 7: Gestärkt leben – mit neuen Träumen und Zielen (AB 20)

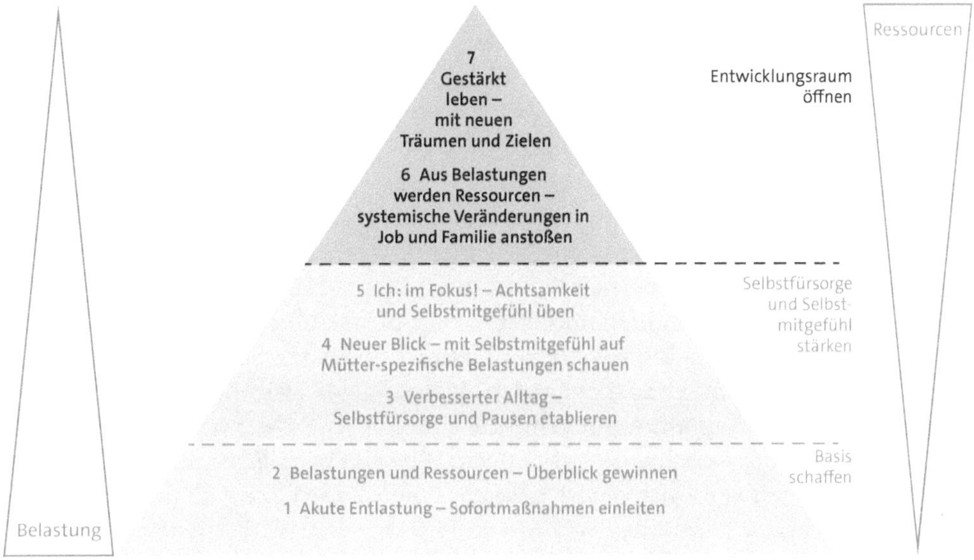

7 Gestärkt leben – mit neuen Träumen und Zielen
6 Aus Belastungen werden Ressourcen – systemische Veränderungen in Job und Familie anstoßen
5 Ich: im Fokus! – Achtsamkeit und Selbstmitgefühl üben
4 Neuer Blick – mit Selbstmitgefühl auf Mütter-spezifische Belastungen schauen
3 Verbesserter Alltag – Selbstfürsorge und Pausen etablieren
2 Belastungen und Ressourcen – Überblick gewinnen
1 Akute Entlastung – Sofortmaßnahmen einleiten
Ressourcen
Entwicklungsraum öffnen
Selbstfürsorge und Selbstmitgefühl stärken
Basis schaffen
Belastung

Stufe 6: Aus Belastungen werden Ressourcen – systemische Veränderungen in Job und Familie anstoßen

Nachdem die Patientin in den vorangegangenen Stufen der Therapiepyramide Stabilisierung, Ressourcenaufbau und Selbstfürsorge erarbeitet hat, öffnet sich in den Stufen 6 und 7 ein neuer Raum: der *Entwicklungsraum*. Es geht hier nicht darum, das gesamte Leben von Grund auf zu verändern, sondern vielmehr darum, Spielräume für Entwicklung zu schaffen. Sobald die Patientin innerlich gestärkt ist, kann der Blick auf äußere Veränderungen gelenkt werden – im Sinne des übergeordneten Mottos: *»Aus Belastungsbereichen werden wieder Ressourcenbereiche.«*

Zu den konkreten äußeren Veränderungen zählen Veränderungen im Arbeitsumfeld (z. B. Stundenreduktion, Rollenklärung), Partnerschaftsdynamiken oder eine Umverteilung häuslicher Aufgaben. Hier wird auch der Faktor »Mental Load« mitberücksichtigt. Ziel ist es, die strukturellen Belastungen langfristig zu reduzieren bzw. umzuverteilen und eine Lebensweise zu etablieren, die die mentale und körperliche Gesundheit erhält. Oft zeigt sich in der therapeutischen Arbeit, dass schon kleine Veränderungen im Äußeren eine große Wirkung im Erleben haben können. Indem Patientinnen ermutigt werden, an einer Stelle bewusst anzusetzen, lösen sie nicht selten eine Kettenreaktion von positiven Entwicklungen aus. Der therapeutische Prozess begleitet sie dabei, den Mut aufzubringen, notwendige Schritte tatsächlich einzuleiten und umzusetzen.

MERKE
Kleine Veränderungen im System können sich positiv verstärken und in der Summe zu einer relevanten Verbesserung der Lebensqualität und -zufriedenheit führen. Dieser Prozess soll begleitet werden, ohne zu drängen.

AB 18: Meine Lebenskreise

Das Modell der »Lebenskreise« (→ AB 18) bietet einen anschaulichen Zugang, um die aktuelle Lebenssituation zu erfassen. Die Patientin zeichnet in einem Kreis verschiedene Lebensbereiche ein – etwa Arbeit, Familie, Partnerschaft, Freundschaften, Selbstfürsorge (»Me-Time«) oder ehrenamtliches Engagement – und gewichtet diese in ihrer aktuellen Bedeutung. Auf diese Weise wird schnell sichtbar, welche Bereiche überproportional viel Raum einnehmen und welche fast gar nicht vorkommen.

Das zweite Kreisdiagramm lädt dann ein, eine wünschenswerte zukünftige Verteilung darzustellen. Dadurch wird auf einfache, visuell eingängige Weise erlebbar, wo Veränderungen notwendig sind und in welche Richtung sich die Patientin entwickeln möchte. Der Vergleich zwischen »JETZT« und »ZUKUNFT« wirkt oft stark emotional und kann als Grundlage für konkrete Veränderungsplanung dienen.

AB 19: Systemische Veränderungen planen

Während das Lebenskreismodell eine Übersicht vermittelt, leitet dieses Arbeitsblatt (→ AB 19) den nächsten Schritt ein: die *konkrete Planung von Veränderungen*. Angelehnt an verhaltenstherapeutische Prinzipien werden hier drei Ziele formuliert, die *positiv, überprüfbar, realistisch und erreichbar* sein sollen.

Die Patientin wird nun angeleitet zu überlegen:

1. Welche konkrete Veränderung möchte ich umsetzen?
2. Was genau tue ich dafür und wann beginne ich?
3. Wer oder was kann mich dabei unterstützen?
4. Woran erkenne ich, dass die Veränderung wirksam ist?

Dieser strukturierte Zugang hilft, vom bloßen Wunschdenken zu überprüfbaren Handlungsschritten zu gelangen. Zugleich werden soziale Ressourcen (z. B. Partner, Freunde, Kolleginnen) einbezogen, um die Umsetzung zu erleichtern. Kleine, realistische Schritte wirken dabei oft nachhaltiger als große, überfordernde Vorhaben.

Neben den lebenspraktischen Veränderungen gilt es nun auch, die *Beziehungen zu den einzelnen Familienangehörigen bewusst wieder zu stärken*. Jetzt, wo wieder mehr Kraft und Energie da ist, muss manchmal auch einiges an verpassten schönen Momenten und gemeinsamen Erlebnissen nachgeholt werden. Neben der Empfehlung, möglichst viel »bewusste« Zeiteinheiten mit den Kindern und dem Partner zu verbringen – wobei Qualität stets der reinen Quantität vorzuziehen ist –, sollte auch therapeutisch angeregt werden, dass auch Zeiten der körperlichen Nähe und des Kuschelns wichtig für die gemeinsame neue Verbindung sind.

Imagination 10: Ein liebevoller Blick auf mein Kind

Einen schönen Einstieg und therapeutische Unterstützung in diese neue Zeit der Nähe und positiven Verbindung kann →Imagination 10 (»Ein liebevoller Blick auf mein Kind«) liefern.

Diese Imagination erweitert den Aspekt des Selbstmitgefühls um die Dimension der Beziehung zum eigenen Kind bzw. zu den eigenen Kindern. Der Kern dieser Imagination besteht darin, den Blick der Fürsorge und der liebevollen Zuwendung bewusst zu aktivieren – sowohl in Bezug auf sich selbst als auch in Bezug auf das Kind. Dadurch wird die Fähigkeit gestärkt, Belastungen in einem mitfühlenden Rahmen zu halten und gleichzeitig Ressourcen wie Bindung, Fürsorge und emotionale Nähe als tragende Kraft erfahrbar zu machen.

Gerade in dieser Therapiephase kann die Übung eine wertvolle Unterstützung sein, da sie hilft, die Entwicklung von Selbstmitgefühl mit der elterlichen Rolle zu verbinden.

Prinzipiell lässt sie sich jedoch auch in anderen Phasen der Therapie gut einsetzen und wird von den Patientinnen immer gut angenommen.

Imagination 10: Ein liebevoller Blick auf mein Kind

(nach der Imagination »With Kind Eyes« von Susan M. Pollak – adaptiert von B. Rudolph)

Wenn dein Kind schläft, setze dich still und ruhig an sein Bett.
Achte darauf, seinen Schlaf nicht zu stören.

Beobachte den Atem deines Kindes.
Wenn du magst, bring deinen eigenen Atem sanft in Einklang mit dem deines Kindes – einatmen, ausatmen – gemeinsam, in Stille.

Pause
Richte nun deine Aufmerksamkeit auf dein Inneres:
Wie nimmst du dein Kind in diesem Moment wahr?
Welche Gedanken oder Gefühle steigen in dir auf?

Oft nehmen wir im Alltag zuerst das wahr, was schwierig ist. Vielleicht kennst du Gedanken wie:
»Warum muss es oft so anstrengend sein?«
»Warum fühlt sich unser Alltag manchmal wie ein Kampf an?«

Lass diese Gedanken da sein – und dann sanft weiterziehen.

Werde stattdessen neugierig.

Fällt dir an deinem Kind vielleicht etwas Kleines bisher Unbemerktes auf? Wie z. B. ein kleiner Fleck auf dem T-Shirt? Oder dass die Haare unbemerkt schon wieder gewachsen sind?

Jetzt betrachte dein Kind so, als würdest du es zum allerersten Mal sehen.

Als wäre dieser kleine Mensch neu für dich – unentdeckt, einzigartig, wunderbar.

Pause
Was nimmst du wahr?
Kannst du etwas Neues in seinem oder ihrem Gesicht erkennen?

Verweile einen Moment bei der Verletzlichkeit deines Kindes.
Erkenne die Stärken – und auch die Unsicherheiten.

Alles darf da sein.

Was könnte deinem Kind gerade zu schaffen machen?

Was bereitet ihm vielleicht Kummer oder Leid?

Erinnere dich: Dein Kind – wie alle Wesen – möchte einfach glücklich sein.

Kannst du dein Herz für diese Wahrheit öffnen?

Kannst du dein Kind aus dieser neuen Perspektive betrachten – mit freundlichen Augen?

Wenn du magst, schenke dir selbst ein inneres Lächeln.

Vielleicht gelingt es dir – ganz nebenbei – auch, dich selbst mit diesen freundlichen Augen zu betrachten.

Kehre nun langsam mit der Aufmerksamkeit wieder zurück ins Hier und Jetzt.

Stufe 7: Gestärkt leben – mit neuen Träumen und Zielen

Die abschließende Phase der therapeutischen Intervention ist geprägt von einer Re-Orientierung hin zu einer sinnerfüllten, selbstbestimmten Lebensgestaltung. Die Patientin wird ermutigt, eigene Träume und Ziele (wieder) zu entdecken und konkrete Schritte zu ihrer Umsetzung zu planen. Dabei steht im Fokus, Ressourcen nicht nur zur Kompensation von Erschöpfung, sondern als Basis eines gesunden, aktiven Lebens zu verstehen. Belastungen gehören weiterhin zum Leben, doch sie werden besser getragen, eingeordnet und ausbalanciert. Darüber hinaus entsteht ein neuer Spielraum für persönliche Weiterentwicklung. Langfristig werden so Rückfallprävention und Resilienz gestärkt.

Ideenbereiche zur persönlichen Entwicklung können sein:

- eine berufliche Neuorientierung oder Arbeitszeitreduktion,
- die Wiederaufnahme eines lange vernachlässigten Hobbys,
- die bewusste Gestaltung von Partnerschaft und Freundschaften,
- die Integration regelmäßiger Zeiten für Selbstfürsorge und Erholung,
- oder auch der Aufbau neuer Lebensziele, wie eine Weiterbildung oder ein soziales Engagement.

Ein alternatives therapeutisches Vorgehen an dieser Stelle ist auch die sogenannte *Zukunftsprogression* aus der Hypnotherapie. Hierbei wird die Patientin eingeladen, sich *imaginativ z.B. ein Jahr in die Zukunft zu versetzen* und möglichst körpernah und emotional aktiviert zu erleben, wie ihr Leben dann aussehen könnte. Diese imaginative Erfahrung stärkt die Zuversicht, dass positive Veränderungen realistisch und erreichbar sind.

Noch eine weitere Alternative kann auch die bekannte »Wunderfrage« nach Steve de Shazer (de Shazer & Dolan, 2008) sein: *»Was ändert sich am nächsten Tag, nachdem ein Wunder geschehen ist und das Problem, weshalb ich in Behandlung kam, gelöst ist? Und woran merken es die anderen, dass ich mich verändert habe?«*

AB 20: Meine Träume und Wünsche

In Stufe 7 geht es um eine noch weiter gefasste Perspektive: Träume und persönliche Visionen. Nachdem Belastungen reduziert und systemische Veränderungen angestoßen wurden, darf die Patientin sich wieder fragen: *»Was wünsche ich mir für mein Leben?«* Viele Frauen verlieren im Alltag von Verantwortung, Erschöpfung und Anpassung den Kontakt zu ihren eigenen Träumen. Arbeitsblatt 20 lädt dazu ein, diesen wieder Raum zu geben – unabhängig von äußeren Erwartungen (→ AB 20). Leitfragen helfen dabei, vergessene Wünsche zu reaktivieren, Visionen zu entwickeln und erste kleine Schritte in diese Richtung zu formulieren. Damit wird die Brücke geschlagen von reiner Symptomreduktion hin zu persönlicher Entwicklung und Sinnorientierung.

FALLBEISPIEL

Frau K., 32 Jahre, Mutter von drei Kindern, fühlte sich zu Beginn der Therapie zwischen Familie und Beruf aufgerieben. Mit Unterstützung entschied sie sich gemeinsam mit ihrem Mann für ein Teilzeitmodell, das eine gerechtere Aufteilung der Familienarbeit ermöglichte. Ein freier Vormittag pro Woche wurde für sie zu einer wichtigen Ressource, die sie u. a. für Sport und Erholung nutzte. Später eröffnete sie sich zusätzlich den Raum für persönliche Träume und begann einen Schreibkurs, in dem sie den lange verdrängten Wunsch nach kreativem Ausdruck wiederentdeckte. Zudem gab es nun einen festen Abend nur für sie selbst, an dem sich ihr Mann um die drei Kinder kümmerte und sie nun ganz regelmäßig einen festen Kreis guter Freundinnen traf, was ihr sehr guttat. Heute fühlt sie sich ausgeglichener, gestärkt und erlebt neue Freude an Kreativität und Vernetzung. Ihre Familie und ihr Job sind inzwischen wieder zu wertvollen Ressourcen geworden.

FAZIT

In der Phase 3 mit den Stufen 6 und 7 der Therapiepyramide wurde der Entwicklungsraum geöffnet. Belastungen konnten in wertvolle Ressourcen verwandelt werden, und neue Perspektiven sowie Ziele sind in den Blick gerückt. Damit schließt sich der Weg durch die einzelnen Stufen: Aus einer Phase der Erschöpfung heraus ist nun eine gestärkte Lebensführung entstanden, die geprägt ist von Selbstfürsorge, Achtsamkeit und neuen Handlungsmöglichkeiten.

Diese therapeutische Pyramide stellt einen integrativen und praxisorientierten Leitfaden dar, dessen Anwendung eine individuell zugeschnittene, prozesshafte und ressourcenorientierte Behandlung von Müttern mit einer Burnout-Symptomatik ermöglicht.

5 Behandlungsrahmen und ergänzende Therapieangebote

5.1 Ambulantes, stationäres und teilstationäres Therapiesetting

Burnout bei Müttern stellt eine komplexe Herausforderung dar, die sowohl medizinische, psychotherapeutische als auch psychosoziale Aspekte berührt. Die Wahl des geeigneten Therapiesettings hängt von Schweregrad, Komorbiditäten, familiärer Situation und den individuellen Ressourcen der Patientin ab. In Deutschland steht ein breites Spektrum an Versorgungsstrukturen zur Verfügung, das von niedrigschwelligen Beratungsangeboten über ambulante Therapieformen bis hin zu stationären und teilstationären Behandlungsprogrammen reicht.

Die Behandlung von Burnout bei Müttern kann in unterschiedlichen Settings erfolgen – ambulant, stationär oder teilstationär. Während das ambulante Setting häufig auf regelmäßigen Einzel- oder Gruppentherapien beruht und teilstationäre Programme eine enge, aber zeitlich begrenzte Betreuung ermöglichen, nimmt die stationäre psychosomatische Therapie eine besondere Rolle ein. Sie wird insbesondere dann relevant, wenn die Symptomatik schwer ausgeprägt ist und es nicht mehr möglich ist, die Alltagsfunktionalität aufrechtzuhalten.

Im Folgenden werden die verschiedenen Settings systematisch dargestellt, wobei auf die Besonderheiten in der Behandlung von Müttern mit Burnout eingegangen wird.

Ambulante Therapie

Die ambulante Psychotherapie stellt das am häufigsten genutzte Setting zur Burnout-Therapie bei Müttern dar. Sie eignet sich insbesondere bei leichten bis mittelgradigen Burnout-Zuständen sowie dann, wenn die Patientin über ein tragfähiges soziales Umfeld verfügt.

Die Vorteile dabei sind eine flexible Integration in den Alltag und die Möglichkeit zur längerfristigen Begleitung. Voraussetzung zum Beginn einer Richtlinienpsychotherapie (Verhaltenstherapie, tiefenpsychologisch fundierte Therapie oder Systemische Therapie) ist das Vorliegen einer Erkrankung mit Krankheitswertigkeit. Die Vergabe einer sogenannten »F-Diagnose« ist hierfür Voraussetzung. Zusätzlich sollte der Burnout-Zustand kodiert werden, um die ätiologische Herkunft abzubilden.

Eine psychoanalytische Therapie kann Müttern mit Burnout nicht empfohlen werden. Hier ist sowohl der zeitliche Aufwand mit mehreren Sitzungen pro Woche zu hoch als auch die zu erwartende Wirksamkeit zu zeitverzögert.

Bei schwerer ausgebildeten Burnout-Zuständen, die in der Regel immer mit dem Auftreten einer depressiven Erkrankung korrelieren, reicht die ambulante Psychotherapie manchmal nicht aus. Der Beginn einer begleitenden medikamentösen Therapie wird hier in der Regel notwendig und manchmal auch die Einleitung einer stationären oder teilstationären Therapie.

Die Suche nach einem passendenden Therapieplatz ist für viele betroffene Mütter oft eine zusätzliche Hürde. Besonders schwierig ist dies, weil die Frauen häufig noch unsicher sind, ob sie überhaupt »berechtigt« sind, Hilfe in Anspruch zu nehmen. Anfragen an Therapeuten sind daher meist sehr vorsichtig formuliert – mit Wendungen wie »Könnten Sie mich vielleicht unterstützen?« oder »Wäre eventuell ein Erstgespräch möglich?«. Diese Zurückhaltung ist charakteristisch für die Kontaktaufnahmen von Müttern. Problematisch ist daran die Tatsache, dass es häufig erheblichen eigene Einsatz und Engagement benötigt, um tatsächlich einen Therapieplatz zu erhalten.

THERAPEUTISCHER HINWEIS

Gerade bei Müttern mit Burnout und kleineren Kindern ist die zeitliche Dringlichkeit hoch. Deshalb sollten Therapieplätze nach Bedarf und Belastung vergeben werden.

Stationäre Therapie

Die stationäre psychosomatische Behandlung ist bei schwerem Burnout indiziert, das in der Regel durch psychosoziale Überforderung sowie ausgeprägte somatische und psychische Komorbiditäten gekennzeichnet ist.

Hier können im Rahmen eines multimodalen Therapiekonzepts, bestehend aus Psychotherapie (Einzel- und Gruppe), medizinischer Behandlung, nonverbalen Verfahren (Kunst-, Musik-, Tanztherapie), körpertherapeutischen Verfahren und sozialpädagogischer Beratung, in der Regel auch bei schweren Verläufen gute Behandlungsergebnisse erzielt werden. Ausschlaggebend für den Erfolg ist dabei neben der festen Tages- und Mahlzeitenstruktur der Abstand vom häuslichen Umfeld. Die Entlastung von fast allen Alltagsanforderungen – abgesehen von der Nahrungsaufnahme und Körperhygiene – ist für Mütter in der Regel extrem förderlich und trägt zur schnelleren Regeneration als die reine ambulante Therapie bei. Selbstfürsorge und Selbstmitgefühl können in diesem geschützten Rahmen oft gut etabliert und Ressourcen wieder aktiviert werden. Viele Mütter erleben es auch als besonders positiv, »so oft gefragt zu werden, wie es mir geht«. Nun liegt der Fokus auf der eigenen Person statt ausschließlich auf Arbeit und Familie.

Ein weiterer wichtiger Vorteil im stationären Setting ist die Möglichkeit zum Austausch mit anderen Betroffenen, der soziale Entlastung und Normalisierungserfahrungen ermöglicht.

Zusammenfassend lässt sich festhalten, dass die stationäre psychosomatische Therapie für Mütter mit Burnout insbesondere durch die *Distanzierung vom belastenden Alltag*, die *multimodale Therapievielfalt* und die *Integration nonverbaler Verfahren* eine besondere Wirksamkeit entfaltet. Sie schafft einen Raum, in dem Selbstfürsorge wiedererlernt, Ressourcen gestärkt und neue Bewältigungsstrategien aufgebaut werden können.

Die Kehrseite dieser Behandlungsform für Mütter liegt auf der Hand: Oft bestehen massive Schuldgefühle, die Kinder für die Dauer des Aufenthalts »allein zu lassen«. Bei psychosomatischen Klinikaufenthalten sind Aufenthaltsdauern von mindestens 4 bis 6 Wochen oft die Voraussetzung für eine Aufnahme. Für Mütter mit intensivem Therapiebedarf ist es sehr wichtig, ihre Bedenken und auch die realen Schwierigkeiten bei der Organisation der Familienarbeit therapeutisch aufzugreifen und die Perspektive der Entlastung und Fürsorge für die ganze Familie zu verdeutlichen. Bei Müttern mit Kindern unter 12 Jahren besteht zudem in Deutschland die Möglichkeit zur Finanzierung einer Haushaltshilfe durch die Krankenkassen, solange die Frau in der Klinik ist.

MERKE

Gerade Mütter mit kleinen Kindern und schwerem Burnout müssen oft sehr nachdrücklich zu einer stationären Therapie motiviert werden. Hier sollten auch Angehörige aktiv mit in die Planung einbezogen werden.

Teilstationäre Therapie

In den letzten Jahren ist das Angebot an tagesklinischen Behandlungsplätzen in der psychosomatischen und psychiatrischen Versorgungslandschaft deutlich gewachsen. Die Therapiedichte entspricht dabei häufig der einer vollstationären Behandlung, sodass auch Patientinnen mit ausgeprägten Symptomen in einem teilstationären Setting gut versorgt werden können. Die Patienten benötigen hierfür wie bei der stationären Therapie eine Einweisung des Facharztes oder Psychologischen Psychotherapeuten.

Die Entscheidung für diese Form der Behandlung bedeutet in der Regel nicht, dass die Betroffenen »weniger krank« sein müssen, sondern ist vielmehr von praktischen Erwägungen geprägt. Gerade für Mütter mit kleinen Kindern stellt das teilstationäre Setting eine wichtige Möglichkeit dar, therapeutische Unterstützung zu erhalten und zugleich in die familiäre Umgebung eingebunden zu bleiben. Viele Patienten schätzen es auch, die Nacht in der eigenen, vertrauten Umgebung verbringen zu können, da ein fremdes Bett und/oder ein Mehrbettzimmer im stationären Kontext mitunter als zusätzliche Belastung empfunden wird. Ein Nachteil liegt allerdings darin, dass der Abstand zu den alltäglichen häuslichen Anforderungen deutlich geringer ist als in einer stationären Therapie. Zudem konzentrieren sich tagesklinische Angebote überwiegend auf städtische Räume, sodass Patientinnen aus ländlichen Regionen häufig keinen Zugang zu dieser Versorgungsform haben.

MERKE
Gerade für Mütter mit kleinen Kindern und Burnout, die Schwierigkeiten bei der Kinderversorgung haben, kann eine teilstationäre Therapie eine gute Behandlungsalternative sein. Die Regenerationszeit ist hier jedoch in der Regel länger.

5.2 Beratung

Eine zentrale Rolle im Versorgungssystem für Müttern mit Burnout spielen ärztliche und psychosoziale Beratungsangebote. Frauen wenden sich oftmals zunächst an ihre Hausärzte und Gynäkologen, wenn schwerere Symptome vorliegen. Auch Kinderärzte können manchmal erste Ansprechpartner sein, da Belastungen im familiären Alltag häufig im Zusammenhang mit der Versorgung der Kinder sichtbar werden. In vielen Fällen sind es diese Erstkontakte, die zur Einleitung weiterführender therapeutischer Schritte führen.

Neben der ärztlichen Grundversorgung haben auch Familienberatungsstellen eine hohe Relevanz. Hier stellen sich Mütter oftmals zunächst mit Fragen zu Problemen in der Kindererziehung und zu Partnerschaftskonflikten vor. Nicht selten wird im Rahmen dieser Beratungen deutlich, dass bei ihnen selbst behandlungsbedürftige Symptome einer Burnout-Erkrankung vorliegen. Beratungsstellen übernehmen somit eine wichtige Schaltfunktion, indem sie Belastungen sichtbar machen, Betroffene motivieren und den Weg in spezifische Behandlungsangebote ebnen.

Ein Beispiel aus der Praxis kann diesen Prozess verdeutlichen:

FALLBEISPIEL
Ein Paar stellt sich wegen ausgeprägter Partnerschaftskonflikte in einer Caritas-Familienstätte zur Paarberatung vor. In den Gesprächen wird nach wenigen Sitzungen deutlich, dass die Frau erhebliche Erschöpfungssymptome aufweist, die inzwischen krankheitswertigen Charakter angenommen haben. Die zuständige Beraterin, eine erfahrene Sozialpädagogin, erkennt die Symptomatik und motiviert die Patientin, eine ambulante Psychotherapie zu beginnen. Bereits nach wenigen Wochen berichtet die Patientin von einer deutlichen Besserung ihres Befindens. Als besonders hilfreich erlebt sie, dass sie nun einen geschützten Rahmen hat, in dem sie ein-

mal wöchentlich ausschließlich ihre Sicht schildern kann und dabei zugleich hilfreiche Anregungen erhält. Zudem verbindet sie den wöchentlichen Therapietag mit einer kleinen persönlichen Auszeit, die ihr guttut und das familiäre Gesamtsystem entlastet.

Beratung im ärztlichen, wie auch im psychosozialen Bereich trägt somit entscheidend dazu bei, dass Mütter mit Burnout-Symptomen frühzeitig erkannt, motiviert und einer geeigneten Behandlung zugeführt werden. Ohne diese Schnittstellen würden viele Betroffene lange in Überforderungssituationen verharren, ohne die notwendige therapeutische Unterstützung zu erhalten.

FAZIT

Die Behandlung von Burnout bei Müttern erfordert ein *differenziertes Versorgungskonzept,* das Beratung, ambulante, teilstationäre und stationäre Settings umfasst. Während Beratung und ambulante Therapie vor allem bei leichteren Belastungen wirksam sind, bieten teilstationäre und stationäre Programme die notwendige Intensität für schwerere Fälle. Entscheidend ist eine enge Vernetzung zwischen den Versorgungsebenen, um Müttern eine kontinuierliche und passgenaue Unterstützung auf ihrem Weg aus der Erschöpfung zu ermöglichen.

5.3 Nonverbale Therapieangebote

Während bei Burnout-Zuständen verbale psychotherapeutische Verfahren essenziell für die kognitive und emotionale Aufarbeitung sind, stoßen sie gerade bei stark belasteten Patientinnen mitunter an Grenzen. Nonverbale Verfahren wie Kunsttherapie, Musiktherapie und Tanztherapie bieten einen Zugang jenseits der Sprache. Sie ermöglichen, innere Konflikte, Gefühle und Bedürfnisse auf einer symbolischen Ebene sichtbar, hörbar und spürbar zu machen.

Gerade im stationären und teilstationären Setting psychosomatischer Kliniken hat sich die Integration nonverbaler Verfahren bewährt, da sie den Patientinnen neue Ausdruckswege eröffnen und die Selbstwahrnehmung intensivieren. Im ambulanten Rahmen ist dies meist schwieriger, da es hier in der Regel deutlich weniger Angebote gibt und diese zumeist Selbstzahlerleistungen sind.

Kunsttherapie

Kunsttherapie schafft einen geschützten Raum, in dem Gefühle und innere Bilder ohne Leistungsdruck Ausdruck finden. Sie eignet sich besonders für Mütter mit Burnout, die häufig über eine eingeschränkte Selbstwahrnehmung verfügen und deren Alltagserleben stark von ihrem »Funktionieren« geprägt ist.

Über das Malen, Formen oder Gestalten können Emotionen externalisiert, Ressourcen erfahrbar und neue Perspektiven erschlossen werden. Das künstlerische Ergebnis ist dabei weniger wichtig als der kreative Prozess selbst. Häufig werden direkt bei der Gestaltung Emotionen aktiviert, die dann im Rahmen der Nachbesprechung therapeutisch aufgegriffen und in den Gesamtkontext eingebettet werden können.

FALLBEISPIEL 1 aus der Kunsttherapie: »Geborgenheit«

Eine Patientin gestaltet in der frühen Therapiephase eine farbenfrohe Skulptur, die sie mit dem Begriff *»Geborgenheit«* betitelt. Die Arbeit zeigt konzentrische Farbschichten, die an einen geschützten Raum erinnern. Hier wird deutlich: Die Patientin sucht nach Halt und innerer Sicherheit. Kunsttherapeutisch kann darauf aufgebaut werden, indem die Patientin eingeladen wird, weitere Ressourcenbilder oder auch -skulpuren zu entwickeln, die ihr Sicherheit und Stabilität vermitteln.

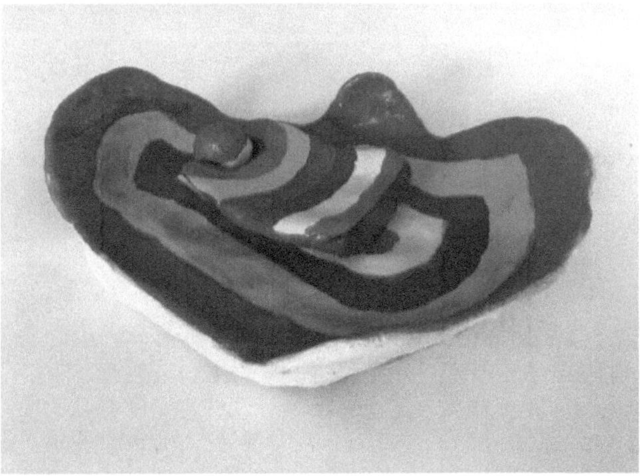

FALLBEISPIEL 2 aus der Kunsttherapie: »Element Feuer«

Nach einigen Wochen Therapie gestaltet dieselbe Patientin ein Bild in kräftigen Rottönen. Eine schwarze, aufstrebende Figur erinnert an eine weibliche Gestalt. Sie benennt das Thema *»Feuer«* und verbindet es mit dem Wunsch, »wieder für etwas zu brennen« und sich weiterzuentwickeln. Kunsttherapie wirkt hier als Katalysator: Gefühle von Ohnmacht und Wut werden verändert hin zu Wachstum und dem Wunsch nach persönlicher Entwicklung. Die Patientin ist ganz berührt von dieser gestalterischen Erfahrung und beschäftigt sich nun verstärkt mit ihren Wünschen und Träumen für die Zukunft.

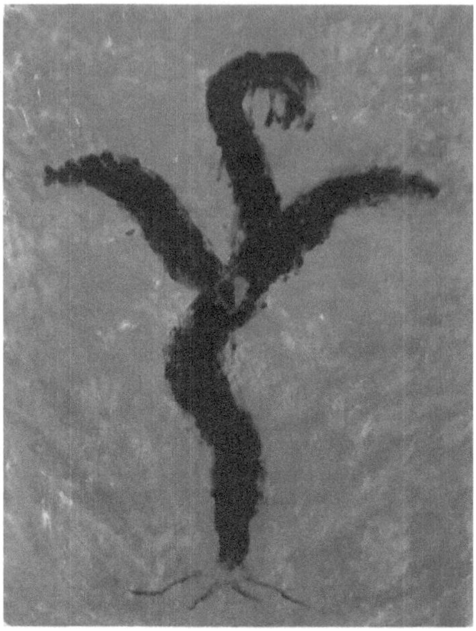

Musiktherapie

Musiktherapie bietet Müttern mit Burnout einen unmittelbaren Zugang zu Emotionen, die schwer in Worte zu fassen sind. Durch das Spielen von Instrumenten, das freie Tönen oder auch das bewusste Hören von Musik kann der innere Zustand gespiegelt und verändert werden.

Aktive Musiktherapie. Improvisationen mit einfachen Instrumenten (z. B. Trommeln, Klangschalen) helfen, angestaute Spannungen zu entladen und innere Rhythmen wiederzufinden.

Rezeptive Musiktherapie. Geführtes Musikhören ermöglicht Entspannung, Imaginationsarbeit und die Aktivierung von positiven Erinnerungen.

FALLBEISPIEL

Eine Mutter mit starkem Schuldempfinden erlebt in einer Trommelsitzung, wie sie Wut über wiederholte Überforderungen rhythmisch ausdrücken kann. In der anschließenden Reflexion erkennt sie, dass ihre Aggression auch ein Signal für eigene Grenzen ist. Musiktherapie dient hier als Brücke zur Akzeptanz von Gefühlen, die zuvor als »unerlaubt« erlebt wurden.

Tanz- und Bewegungstherapie

Burnout ist nicht nur ein psychisches, sondern auch ein körperliches Erschöpfungssyndrom. Tanz- und Bewegungstherapie ermöglicht die Wiederentdeckung des Körpers als Quelle von Lebendigkeit und Ausdruck. Typische Elemente der Bewegungs- und Tanztherapie sind dabei:

- Körperwahrnehmung und Achtsamkeit im Hier und Jetzt
- Ausdruck von Emotionen durch Bewegung
- Erleben von Selbstwirksamkeit und Vitalität
- Wiederaufbau eines positiven Körperbezugs

FALLBEISPIEL

Eine Patientin beschreibt, dass sie sich im Alltag »erstarrt« fühlt. In der Tanztherapie beginnt sie, mit kleinen, vorsichtigen Bewegungen zu experimentieren, die sich im Verlauf der Sitzungen zu kraftvolleren Ausdrucksformen entwickeln. Sie berichtet später, wieder mehr Freude an körperlicher Aktivität zu empfinden und sich lebendiger zu fühlen.

Integration in die Gesamttherapie

Nonverbale Verfahren sind in der Regel keine isolierten Therapieformen, sondern meistens Teil eines multimodalen Behandlungskonzeptes. Sie ergänzen die psychotherapeutische Einzel- und Gruppentherapie, indem sie auf einer sinnlich-emotionalen Ebene Prozesse anstoßen, die dann sprachlich reflektiert und in den Alltag übertragen werden können.

Im ambulanten Setting gibt es nonverbale Therapieangebote auch. Diese sind aber immer Selbstzahlerleistungen.

FAZIT

Kunst-, Musik- und Tanztherapie eröffnen Müttern mit Burnout neue Zugänge zu ihrem inneren Erleben. Sie ermöglichen, Gefühle von Überforderung, Wut und Schuld auszudrücken, aber auch Ressourcen wie Geborgenheit, Lebendigkeit und Begeisterung zu reaktivieren. In Kombination mit verbalen Verfahren leisten sie einen wesentlichen Beitrag zur Stärkung der Frauen und unterstützen damit den Weg aus der Erschöpfung hin zu einem neuen Gleichgewicht.

6 Die Bedeutung der Prävention

Prävention spielt in der Behandlung und Begleitung von Müttern mit Burnout eine entscheidende Rolle. Während akute therapeutische Maßnahmen notwendig sind, sobald die Symptomatik ausgeprägt ist, liegt der eigentliche Schlüssel in der frühzeitigen Sensibilisierung, im rechtzeitigen Erkennen erster Anzeichen und im Angebot niedrigschwelliger, vorbeugender Maßnahmen.

Auch das *Deutsche Ärzteblatt* brachte 2023 einen längeren Artikel zum Thema Prävention, der es sogar auf das Titelblatt schaffte. Hier hieß es »Vorbeugen statt heilen – angesichts großer Herausforderungen im Gesundheitswesen bietet die Prävention die Chance, der Krankheitslast in der Bevölkerung entgegenzuwirken und damit direkt und indirekt Kosten einzusparen« (Deutsches Ärzteblatt, 2023).

6.1 Früherkennung und rechtzeitige Intervention

Wie schon ausführlich geschildert wurde, entwickelt sich Burnout meist über Jahre hinweg und ist gekennzeichnet durch eine schleichende Zunahme von Erschöpfung, körperlichen Beschwerden und psychischer Belastung. Häufig treten frühe Warnsymptome, wie Schlafstörungen, wiederkehrende Infekte, Kopfschmerzen oder chronische Verspannungen, aber schon relativ früh im Krankheitsverlauf auf. Diese Beschwerden werden jedoch oft isoliert betrachtet und nicht in einen umfassenderen Kontext der Belastung eingeordnet.

Eine präventive Haltung bedeutet, diese Symptome ernst zu nehmen und gezielt nach psychosozialen Belastungen im Kontext von Mutterschaft zu fragen.

Ärztinnen und Ärzte, Hebammen, Psychotherapeutinnen und -therapeuten sowie Beratungsstellen können so dazu beitragen, dass Überlastungssituationen erkannt werden, bevor sie in schwerwiegende Burnout-Verläufe münden.

6.2 Orte und Akteure präventiver Arbeit

Prävention gelingt besonders dann, wenn sie an Orten stattfindet, die Mütter ohnehin in Anspruch nehmen. Dadurch können ganz niederschwellig Belastungen thematisiert werden. Wichtige Orte der Prävention für Mütter sind:

1. **Hebammen und Geburtsvorbereitungskurse.** Hier liegt bislang der Schwerpunkt auf Schwangerschaft, Geburt und körperlichen Aspekten. Eine Ausweitung der Themen auf die realistischen Herausforderungen von Mutterschaft, den Umgang mit Erschöpfung und die Bedeutung von Selbstfürsorge könnte einen wichtigen Beitrag zur frühen Prävention leisten.
2. **Frühe Hilfen und Familienhebammen.** Diese erreichen Familien bereits in den ersten Lebensmonaten des Kindes. Hier können Hinweise auf Überlastungssituationen aufgenommen und erste Empfehlungen zu Entlastung und Unterstützung gegeben werden. Auch Symptome der postpartalen Depression können in diesem Rahmen erkannt werden.
3. **Hausärzt:innen und Gynäkolog:innen.** Als häufig erste medizinische Anlaufstelle für Mütter haben sie eine zentrale Funktion in der Früherkennung. Bereits kurze Gespräche über psychosoziale Belastungen und Hinweise auf präventive Angebote können eine hohe Wirksamkeit entfalten.
4. **Familien- und Erziehungsberatungsstellen.** Sie sind niedrigschwellige Anlaufstellen für Eltern und können die Rolle übernehmen, erste Belastungsanzeichen systematisch zu erfassen, Psychoedukation anzubieten und ggf. an spezialisierte Therapeuten weiterzuleiten.
5. **Volkshochschulen, Sportvereine und kirchliche Träger.** Sie bieten Kurse wie Yoga, Pilates, Meditation oder Achtsamkeitstraining an, die niederschwellig zu erreichen sind und wichtige präventive Funktionen erfüllen können. Viele dieser Programme stehen inzwischen auch online zur Verfügung, sodass Mütter unabhängig von Ort und Kinderbetreuung teilnehmen können. Besonders empfehlenswert für Mütter sind Kursangebote, die Achtsamkeit mit der Selbstmitgefühlspraxis kombinieren, wie z.B. die MSC-Kurse. An manchen Orten gibt es sogar spezifische Elternangebote.
6. **Arbeitswelt und Betriebe.** Auch Arbeitgeber:innen können einen wichtigen Beitrag leisten, indem sie familienfreundliche Strukturen schaffen und Angebote zur Stressbewältigung, Resilienzförderung oder Betriebssportgruppen bereitstellen.

FAZIT

Die Rolle der Prävention liegt darin, Müttern rechtzeitig Hilfen anzubieten. Es geht somit auch darum, Orte und Menschen, die Mütter im Alltag ohnehin aufsuchen, für die Früherkennung und Unterstützung zu sensibilisieren. Eine stärkere Einbettung präventiver Maßnahmen in den Alltag – von der Schwangerschaft über die frühen Familienjahre bis hin zu allgemeinen medizinischen und psychosozialen Anlaufstellen – könnte erheblich dazu beitra-

gen, die Zahl schwer belasteter Mütter zu reduzieren und die Lebensqualität von Müttern und ihren Angehörigen zu verbessern.
Eine relevante Voraussetzung für greifende Maßnahmen ist aber ebenso, dass auch die Mütter selbst ihre Probleme als solche anerkennen. Denn wer eigene Belastungen ernst nimmt und Grenzen achtet, schützt sich am wirksamsten vor Burnout!

7 Interview: Eine Mutter erzählt

Das folgende Interview wurde von mir im Jahr 2020 im Rahmen einer stationären Burnout-Therapie mit einer Mutter, 51 J., geführt.

Was sind Ihre größten Belastungsfaktoren und Stressoren im Alltag als Mutter?
Die größten Belastungen liegen für mich in der Pubertät meiner Kinder, in der Erziehung hin zu einem digitalen Verantwortungsbewusstsein und in den ständigen Konflikten zwischen den Geschwistern.

Was hat Ihnen bisher gegen den Alltagsstress geholfen?
Mir haben vor allem die Treffen mit Freundinnen und gemeinsame Ausflüge sehr geholfen. Diese Momente haben mir Luft verschafft und mich spüren lassen, dass es außerhalb der täglichen Pflichten noch eine andere Welt gibt.

Würden Sie sagen, es gibt typische »Mütterstressoren«, die andere Frauen oder auch Männer nicht kennen?
Ja, eindeutig. Es ist das unaufhörliche Verantwortungsbewusstsein den Kindern gegenüber. Es geht irgendwann nicht mehr um einen selbst. Man wächst zwar in die Mutterrolle hinein, aber es ist nichts, was man einfach so hat oder selbstverständlich beherrscht. Immer wieder betritt man neues Terrain, das zumindest bei mir auch mit einem hohen Leistungsanspruch verbunden ist.

Besteht oder bestand bei Ihnen ein Rollenkonflikt?
Ja, sehr stark. Der Konflikt zwischen meiner Rolle als Mutter und meiner Rolle in der Gesellschaft ist groß – und ich hatte meine gesellschaftliche Rolle schon beinahe vergessen. Ich kenne viele Frauen, die alles für die Familie aufgegeben haben und dann eines Tages aufwachen und sich fragen: »Wo bin ich eigentlich geblieben?«

Haben Sie Hilfen im Alltag, und wenn ja, welche?
Leider nein. Ich habe bisher versucht, alles allein zu schaffen. Aktuell haben wir überhaupt keine Hilfen.

Was würden Sie sagen, hat bei Ihnen den Burnout-Zustand hervorgerufen?
Ich habe mir einfach selbst nie Pausen gegönnt. Sieben Tage die Woche habe ich gekocht, geputzt und aufgeräumt, ohne dass es jemals Momente der Ruhe gab. Dazu arbeite ich ja auch noch.

Wann haben Sie gemerkt, dass es nicht mehr geht?
Ich habe es bemerkt, als ich nur noch wie eine Maschine zielorientiert funktioniert habe. Ich habe ständig nach Lösungen gesucht, aber keine mehr gefunden. Alles wurde langsamer, schwerer – und am Ende blieb mir nur noch das Weinen.

Ist es Ihnen leichtgefallen, Hilfe zu holen? Und wenn ja, wie haben Sie das gemacht?
Es war nicht leicht, aber ich habe mich an meinen Mann gewendet, und er hat mich unterstützt. Ohne seine Hilfe hätte ich den Schritt wohl nicht geschafft.

Was hat Ihnen in der Therapie geholfen?
Am wichtigsten war für mich zuerst die Erholung. Besonders geholfen haben mir kreative Therapien – die Kunsttherapie, die Tanztherapie und die Achtsamkeit. Ich habe wieder gelernt, im Hier und Jetzt zu sein. Auch die Gesprächstherapie war für mich heilsam, weil ich dort mein belastendes Schuldgefühl ablegen konnte, nicht mehr für meine Familie zu »funktionieren«.

Haben Sie bisher Gespräche mit anderen Müttern zum Thema Alltagsbelastung als hilfreich erlebt?
Nein, leider nicht. Ich hätte mir aber gewünscht, mehr Austausch mit anderen Müttern zu haben.

Haben Sie Tipps für andere Mütter, um Burnout rechtzeitig vorzubeugen?
Ich empfehle regelmäßige Pausen – unbedingt! –, bewusstes Atmen, achtsames Teetrinken, Prioritäten setzen, regelmäßig Sport treiben und dafür sorgen, dass Glückshormone entstehen. In der Ruhe liegt die Kraft.

Empfehlungen anderer Mütter

Im Rahmen von weiteren Interviews habe ich einige Mütter mit Burnout, die ich ärztlich-therapeutisch im Rahmen ihrer stationären Therapie begleitet habe, gezielt danach gefragt, was sie selbst anderen Betroffenen bzw. zur Prävention empfehlen würden. Die Antworten lassen sich wie folgt zusammenfassen:

- Hausärzte und Kinderärzte sollten stärker für das Thema Burnout bei Müttern sensibilisiert werden, damit betroffene Frauen frühzeitig Unterstützung erhalten.
- Es braucht mehr niederschwellige Angebote für Mütter, die leicht zugänglich sind und Hemmschwellen abbauen.
- Die in vielen Kreisen gepflegte »Heile-Welt-Kultur« unter Müttern wirkt toxisch und verhindert, dass Frauen offen über Überlastung und Schwächen sprechen.
- Mütter sollten frühzeitig Stressbewältigungsstrategien (*Stressskills*) lernen – idealerweise schon in der Schule oder in Berufsvorbereitungskursen.
- Elternsein ist die einzige Führungsposition ohne Ausbildung. Hier wären gezielte Vorbereitungsangebote dringend notwendig.
- Väter sollten intensiver in den Therapieprozess eingebunden werden, um die Last gerechter zu verteilen und gemeinsame Verantwortung zu fördern.
- Mütter brauchen die Erlaubnis, zu verstehen: Die eigenen Bedürfnisse sind nicht weniger wichtig als die der Kinder. Es macht niemanden zur »schlechten Mutter«, wenn sie auch auf sich selbst achtet.
- Es braucht mehr Angebote, die von zu Hause aus umsetzbar sind – etwa telefonisch oder online, um flexibel Hilfe in Anspruch nehmen zu können.
- Während einer intensiven Therapie ist eine verlässliche Kinderbetreuung entscheidend. Ohne eine gute Versorgung der Kinder ist Therapie für Mütter kaum möglich.

8 Ausblick

Burnout bei Müttern ist längst kein Randthema mehr, sondern ein drängendes gesellschaftliches und medizinisches Problem. Es betrifft eine große Gruppe von Frauen, die im Spannungsfeld zwischen Mutterschaft, Beruf, Partnerschaft und gesellschaftlichen Erwartungen oftmals über Jahre hinweg Belastungen tragen, die oft lange unsichtbar bleiben und nicht selten bagatellisiert oder tabuisiert sind. Es ist an der Zeit, diesem weit verbreiteten Phänomen mit *spezifischen und wirksamen Therapieangeboten* zu begegnen.

Bisher werden viele betroffene Mütter mit allgemeinen Konzepten wie »Grenzen setzen« oder »Perfektionismus abbauen« konfrontiert. Dies sind zweifelsohne wertvolle Elemente einer Therapie, werden der Komplexität des Themas Mütter-Burnout jedoch bei Weitem nicht gerecht. Mutterschaft ist keine abstrakte Rolle, sondern eine biografisch tief verwurzelte, gesellschaftlich stark besetzte und emotional aufgeladene Lebensaufgabe. Therapieangebote müssen diese Faktoren berücksichtigen, um nachhaltig hilfreich und wirksam zu sein. Es geht in der Therapie darum, einen sicheren Raum zu eröffnen, in dem die individuellen Belastungen, aber auch die Ressourcen und Stärken von Müttern sichtbar gemacht und anerkannt werden. Darüber hinaus ist ein rein therapeutischer Zugang vermutlich nicht ausreichend. Auch gesellschaftlich-politische Veränderungen sind erforderlich, um die gesundheitliche Situation für Mütter zu verbessern.

Auch wenn der Fokus dieses Buches auf den Müttern liegt, darf der Blick auf die Väter nicht fehlen. Auch sie stehen zunehmend im Spannungsfeld zwischen Beruf und Familie und haben oft hohe Ansprüche an eine gute Vaterschaft. Burnout bei Eltern kann ebenso Väter treffen, und die klinischen Phänomene ähneln sich durchaus. Die Entstehungsbedingungen sind dagegen oft verschieden.

Die therapeutischen Ansätze, die für Mütter hilfreich sind, können vielfach auch für Väter angewendet werden.

Damit sich im Bereich der Müttergesundheit wirklich nachhaltige Verbesserungen einstellen können, müssen auch die Betroffenen selbst aufhören, ihre Belastungen zu relativieren oder zu ignorieren. So könnten präventive Maßnahmen besser greifen und Gegensteuern könnte gelingen, bevor es zur Entstehung von Burnout kommt.

Ich schließe mit einem persönlichen Wunsch:

Möge es viele positive Entwicklungen für die Mütter dieser Welt geben!

Anhang

AB 1: Meine Woche

Zeit (in Stunden)	MO	DI	MI	DO	FR	SA	SO
Bezahlte Arbeitszeit							
Arbeitsweg							
Unbezahlte Care-Arbeit/ Hausarbeit							
Freizeit mit den Kindern/ Partner/Familie							
Me-Time							
Schlaf							

1. Was fällt auf? Wie geht es mir mit dieser Auflistung?

2. Sehe ich prinzipielle Veränderungsmöglichkeiten (noch ohne Umsetzungsplan)?

3. Was ist mein persönlicher Schritt Nr. 1 für mehr Entlastung für mich (mind. 3 Stunden/Woche)?

4. Wann starte ich damit? Was brauche ich für die Umsetzung?

____

____

____

____

5. Wie werde ich mich fühlen, wenn ich den 1. Schritt gegangen bin?

____

____

____

____

AB 2: Meine Ressourcen

Meine Ressourcen sind meine Kraftquellen:

1. Dinge, die ich an mir mag und/oder auf die ich stolz bin:

___

___

___

2. Bei diesen Aktivitäten fühle ich mich wohl/kann ich gut entspannen:

___

___

___

3. Strategien, Dinge oder Phantasien, die mir in der Vergangenheit geholfen haben, Probleme zu lösen (z. B. Informationen einholen, Austausch mit Freunden, mein Glaube, meine Spiritualität, mich an schöne Orte träumen ...):

___

___

___

4. Orte, an denen ich mich sicher und/oder entspannt fühle:

___

___

5. Menschen, an die ich mich wenden kann, wenn ich Hilfe benötige:

___

___

AB 3: Meine Belastungs-Ressourcen-Waage

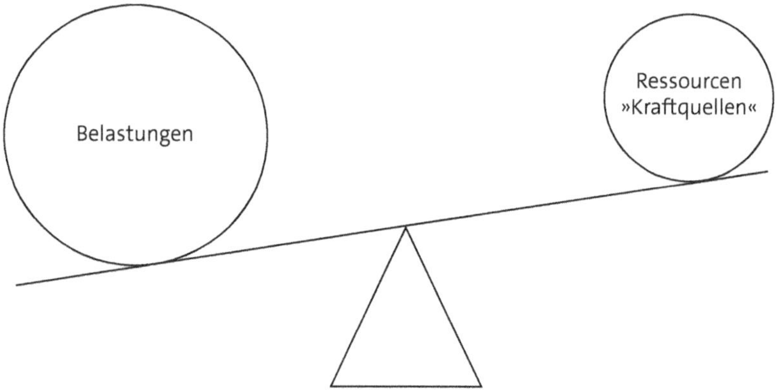

Meine Belastungen	Meine Ressourcen

AB 4: Meine Belastungs-Ressourcen-Landkarte

Verschaffen Sie sich einen Überblick, welche Belastungen und Ressourcen es im Zeitverlauf bei Ihnen gab.

Starten Sie bitte mit der Zeit, als Ihre **heutige Belastungssituation ihren Anfang** nahm. Manchmal ist dies nicht einfach zu datieren. In diesem Fall können Sie sich an Lebensereignissen, wie Geburten, Arbeitsplatzwechseln, Verlusten etc., orientieren.

Notieren Sie im unteren Teil des Zeitstrahls Ihre Belastungen der letzten Zeit. Achten Sie darauf, möglichst parallel dazu immer auch im oberen Teil des Zeitstrahls Ressourcen zu notieren. Dies können scheinbar kleine Dinge sein, wie gute Gespräche mit Freunden.

Anm.: Je nach Ausmaß Ihrer Belastungssituation ist es **empfehlenswert, dieses Arbeitsblatt gemeinsam mit Ihrer Therapeutin/Ihrem Therapeuten auszufüllen.**

Ressourcen

(Zeitverlauf) (Ereignis/Jahr) jetzt

Belastungen

AB 5: Mein soziales Netz

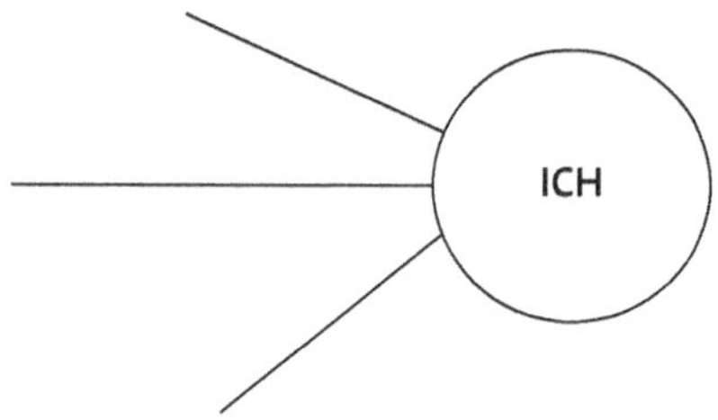

Anleitung zur Erstellung des sogenannten »Soziogramms«:

- ✓ In der Mitte des Schaubilds steht ein Kreis, der die eigene Person symbolisiert.
- ✓ Um diesen Kreis herum werden – verbunden mit Linien – weitere Kreise gezeichnet, die die verschiedenen Bezugspersonen darstellen. Schreiben Sie die Vornamen der Bezugspersonen in die Kreise.
- ✓ Die Größe der Kreise symbolisiert die Bedeutung dieser Person: Je größer der Kreis, desto wichtiger ist sie für das eigene soziale Netz.
- ✓ Die Distanz zur Mitte zeigt die aktuelle Beziehungsstärke an: Je näher eine Person zur Mitte gezeichnet wird, desto enger ist die Beziehung im Moment. Entferntere Kreise stehen für Personen, die zwar Teil des Netzwerks sind, aber aktuell weniger nah oder präsent erscheinen.
- ✓ Anmerkung: Wenn Sie möchten, dürfen Sie auch Haustiere mit in Ihr soziales Netz aufnehmen.

Erweitern Sie oben begonnenes Bild um die notwendigen Kreise inkl. Verbindungslinien!

AB 6: Sport und Entspannung als Ressourcen

1. Sind »Sport und Entspannung« prinzipiell Ressourcen für mich?

   ____

2. Wo und mit welchen Aktivitäten/Übungen habe ich in der Vergangenheit schon gute Erfahrungen für mein körperliches und emotionales Wohlbefinden gemacht?

   ____

   ____

   ____

3. Was davon könnte ich auch jetzt in meinen »Mama-Alltag« einbauen?

   ____

   ____

   ____

4. Womit möchte ich konkret anfangen?

   ____

   ____

5. Wie könnte ich mein Vorhaben in meinen Alltag einbauen, wann starte ich und muss ich etwas dafür organisieren/ brauche ich eine Kinderbetreuung?

   ____

   ____

   ____

AB 7: Meine Bewältigungserfahrungen

1. **Aktuelle hilfreiche Strategien bei Stress und Belastung**
   Was hilft mir gerade dabei, mit Stress oder Herausforderungen umzugehen?

   ____

   ____

2. **Erfolgreiche Stressregulationsfertigkeiten**
   Was hat mir in der Vergangenheit geholfen, Stress abzubauen? Gab es dabei bestimmte Techniken, die sich besonders bewährt haben?

   ____

   ____

   ____

3. **Erfolgreich bewältigte Probleme in der Vergangenheit**
   Welche schwierigen Situation (1–2) habe ich schon gemeistert? Wie habe ich das geschafft?

   ____

   ____

4. **Erfolgreiche Problemlösefertigkeiten in der Vergangenheit**
   Welche Fähigkeiten oder Strategien habe ich früher genützt, um Probleme zu lösen? Was hat damals geholfen?

   ____

   ____

5. **Was von diesen früheren Erfahrungen lässt sich auch für die aktuelle Situation nutzen?**

   ____

   ____

AB 8: Meine Stressbewältigungs-strategien

Dieses Arbeitsblatt soll Ihnen helfen, zu erkennen, welche Ihrer Stressbewältigungsstrategien nur kurzfristig, aber nicht langfristig hilfreich sind und welche sich auch langfristig bewähren.

Man unterscheidet dabei zwischen sog. »funktionalen« (kurzfristig und langfristig hilfreichen) Strategien und sog. »dysfunktionalen« (zwar kurzfristig, nicht aber langfristig hilfreichen) Strategien.

1. **Funktionale (auch dauerhaft hilfreiche) Stressbewältigungsstrategien**
   (Diese Strategien helfen, kurzfristig mit Stress umzugehen, und sind auch langfristig hilfreich.)

   z. B. bewusst eine Pause machen

   ____

   ____

   ____

   ____

2. **Dysfunktionale (schädliche) Stressbewältigungsstrategien**
   (Diese Strategien sind zwar kurzfristig oft sehr wirkungsvoll, sind aber langfristig schädlich.)

   z. B. jemanden anschreien oder Suchtmittel konsumieren

   ____

   ____

   ____

   ____

   ____

AB 9: Ich bin auch wichtig! – Wie sehr nehme ich mich und meine Bedürfnisse ernst?

Im Familienalltag geht es oft um das Wohl aller anderen – Kinder, Partner, Haushalt und Organisation. Dabei gerät eine zentrale Person leicht in Vergessenheit: Sie selbst.

Dieses Arbeitsblatt lädt Sie ein, ehrlich zu prüfen, wie sehr Sie sich selbst und Ihre eigenen Bedürfnisse auch ernst nehmen.

1. Wie oft frage ich mich am Tag: *Was brauche ich gerade selbst?* Und wie oft höre ich dann auch auf die Antwort?

2. Habe ich das Gefühl, dass meine Bedürfnisse gleich viel zählen wie die der anderen in meinem Umfeld?

3. In welchen Momenten stelle ich mich selbst zurück?

4. Welche Botschaft habe ich vielleicht (bewusst oder unbewusst) über mich und meinen eigenen Wert verinnerlicht?

____

____

____

5. Was würde sich verändern, wenn ich mich selbst wichtiger nähme?

____

____

____

AB 10: Selbstfürsorge – wie gut sorge ich für mich selbst?

Wenn wir im Alltag viel geben – emotional, körperlich und organisatorisch – wird es schnell selbstverständlich, sich selbst hinten anzustellen. Selbstfürsorge bedeutet jedoch keinen Luxus, sondern ist eine lebensnotwendige Basis, um gesund und ausgeglichen zu bleiben.

Zur Selbstfürsorge gehört sowohl ein guter Umgang mit Ihrem eigenen Körper, z. B. durch Essen, Schlaf, Bewegung und Regenerationszeit, als auch mit Ihrer eigenen Psyche, z. B. durch die Beachtung Ihres emotionalen Befindens, Ihrer Bedürfnisse und Ihrer Grenzen.

Dieses Arbeitsblatt lädt Sie ein, ehrlich und ohne Bewertung zu reflektieren, wie es aktuell um Ihre Selbstfürsorge steht.

1. Fällt es mir leicht, im Alltag gut für mich selbst zu sorgen? Was bedeutet »gut sorgen« für mich eigentlich?

2. Kümmere ich mich gut um ein eigenes körperliches Wohlergehen?

3. Welche kleinen oder größeren Rituale helfen mir, mich regelmäßig zu regenerieren oder durchzuatmen?

4. In welchen Situationen merke ich besonders, dass ich mich selbst und meine Bedürfnisse übergehe?

5. Welche Signale sendet mir mein Körper oder meine Stimmung, wenn meine Selbstfürsorge zu kurz kommt?

6. Was würde ich einer guten Freundin raten, die sich in meiner Lage befindet? Und wie selbstverständlich folge ich selbst diesem Rat?

AB 11: Mein Mama-Pausen-Kalender

	MO	DI	MI	DO	FR	SA	SO
Geschafft?	☐ ja ☐ nein	☐ ja ☐ nein	☐ ja ☐ nein	☐ ja ☐ nein	☐ ja ☐ nein	☐ ja ☐ nein	☐ ja ☐ nein
Was habe ich gemacht?							
Was/wer hat beigetragen zum Gelingen?							
Weitere Anmerkungen							

1. **Mein Fazit nach Woche 1:**
   Was waren hilfreiche Strategien zum Gelingen?

2. **Mein Plan für Woche 2:**

AB 12: »Me-Time«

Viele Mütter schaffen es »nur selten« oder sogar »nie« den eigenen »Akku wieder zu laden« und neue Kraft zu tanken. Wie ist das bei Ihnen? Haben Sie Zeit für sich selbst und für regenerative Pausen und wenn ja, wie oft?

1. Habe ich selbst Zeit für regenerative Pausen und »Me-Time«?
   ☐ nie ☐ selten ☐ selten, aber ich bemühe mich darum
   ☐ kurz, aber regelmäßig ☐ häufig ☐ sehr häufig

2. Möchte ich / kann ich daran etwas ändern?

3. Was habe ich für Ideen für mehr »Me-Time«?
   Gibt es Ideen, was mir guttun würde, um wieder neue Kraft zu schöpfen?

   Meine Ideensammlung für meine persönliche »Me-Time«:

AB 13: Selbstmitgefühl – wie mitfühlend bin ich mit mir selbst?

Viele Mütter sind stark im Mitgefühl – für andere. Doch wie oft wenden Sie dieselbe liebevolle Haltung auf sich selbst an?

Selbstmitgefühl bedeutet, sich selbst gerade in Belastungssituationen mit Freundlichkeit und Verständnis zu begegnen.

Dieses Blatt sollen Ihnen helfen, einen ehrlichen Blick auf Ihren inneren Umgang mit sich selbst zu werfen – besonders dann, wenn es schwierig wird.

1. Wie spreche ich innerlich mit mir, wenn ich »nicht funktioniere« oder mir etwas nicht gelingt?

   ____

   ____

   ____

2. Kann ich mich in schwierigen Momenten selbst beruhigen – so, wie ich es bei meinem Kind oder einer guten Freundin tun würde?

   ____

   ____

   ____

3. Wann gelingt es mir, verständnisvoll und liebevoll mit mir selbst umzugehen – und wann fällt mir das schwer?

   ____

   ____

   ____

4. Welche inneren Ansprüche oder Erwartungen verhindern, dass ich mit mir selbst nachsichtig bin?

5. Was würde sich in meinem Alltag verändern, wenn ich mich selbst öfter mit Mitgefühl betrachten würde?

AB 14: Meine aktuelle »Mental Load«

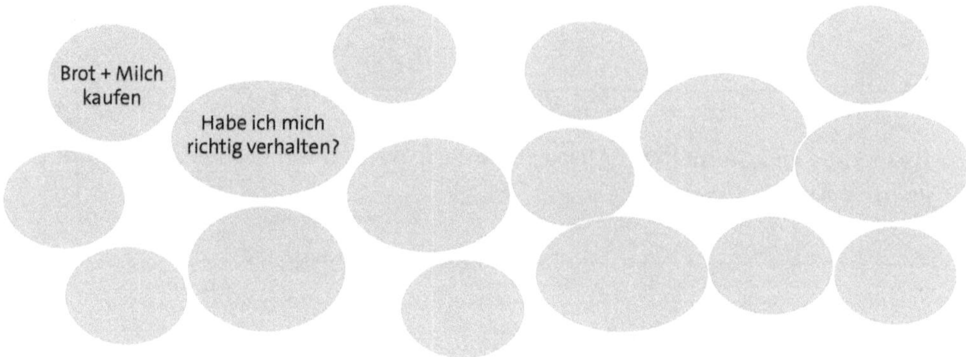

Der Begriff *Mental Load* beschreibt die unsichtbare Belastung, die durch das ständige Mitdenken, Planen, Organisieren und Erledigen im Alltag entsteht. Es geht nicht nur um die einzelnen Aufgaben (z. B. einkaufen, Arzttermine vereinbaren, Kindergeburtstag vorbereiten), sondern vor allem um das »Daran-denken-Müssen« und die Vielzahl an Hintergrundaufgaben, die im Kopf ständig präsent sind. Gerade Mütter tragen hier häufig eine große Verantwortung – auch dann, wenn sie nicht alles selbst erledigen, sondern »nur« im Blick haben, dass es gemacht werden muss.

Welche »To-dos« bzw. »offenen Themen« haben Sie gerade aktuell im Kopf?
Bitte schreiben Sie Stichpunkte oben in die Kreise.

1. Musste ich lange nachdenken oder kamen die Antworten schnell?

2. Wie geht es mir beim Anblick meiner Aufstellung? Was macht das mit mir (emotional/körperlich/gedanklich)?

3. Kann ich mir selbst mit Selbstmitgefühl begegnen beim Anblick all dieser (sichtbaren oder unsichtbaren) Aufgaben? Kann ich z. B. sagen: *»Ja, das ist aber auch wirklich viel!«*

____

____

____

____

AB 15: Meine Sätze des Selbstmitgefühls

In diesem Arbeitsblatt entwickeln Sie Ihre ganz persönlichen Sätze des Selbstmitgefühls. Diese sollen Sie im Alltag unterstützen, trösten oder stärken – genau da, wo Sie es gerade brauchen. Achten Sie darauf, dass sich die Sätze für Sie persönlich stimmig und wohltuend anfühlen. Sie sollten freundlich und ermutigend formuliert sein. Günstige Satzanfänge sind Formulierungen wie z. B. »Möge ich …«, »Ich wünsche mir …« oder »Ich darf …«.

Hier finden Sie einige Beispielsätze, von denen Sie sich inspirieren lassen können. Danach ist Platz für Ihre persönlichen »Sätze des Selbstmitgefühls«.

Beispiele für Selbstmitgefühlssätze:

- *Möge ich freundlich mit mir selbst umgehen.*
- *Möge ich Vertrauen zu mir selbst entwickeln.*
- *Möge ich mich zeigen dürfen, so wie ich bin.*
- *Ich wünsche mir, geduldiger zu sein.*
- *Ich darf mich ausruhen.*
- *Ich bin genug, so wie ich bin.*

Nun formulieren Sie bitte Ihre eigenen Sätze. Nehmen Sie sich Zeit und suchen Sie nach Worten, die Sie innerlich ansprechen.

Meine eigenen Sätze des Selbstmitgefühls:

1. ______________________________

2. ______________________________

3. ______________________________

4. ______________________________

5. ______________________________

Welcher Satz ist der wichtigste für Sie? – Satz Nr. ____

Gibt es eine verstärkende Geste im Sinne einer liebevollen oder sanften Berührung Ihres eigenen Körpers (z. B. eigene Umarmung, Hand auf die Herzregion), die Sie bereits als hilfreich erlebt haben und die Sie sich hier notieren wollen?

____

AB 16: Achtsames Selbstmitgefühl: Das B-E-Z-Schema

Mit Selbstmitgefühl auf starke Gefühle und die eigene Belastung zu blicken, ist insbesondere im vollen Familienalltag oft herausfordernd. Einige befürchten auch, dass dieses Vorgehen kontraproduktiv sein und die Situation dadurch »noch realer und schlimmer« werden könnte. Sie werden bemerken, dass dies nicht der Fall ist, sondern sich die Spannung löst.

Unter **»achtsamen Selbstmitgefühl«** versteht man, die Situation und das dazugehörige Befinden zunächst ohne Bewertung anzunehmen – so wie es ist – und dann mit einem selbstmitfühlenden, freundlichen Blick zu betrachten. Anschließend lässt man das Gefühl ziehen und wendet sich bewusst etwas anderem zu.

Um dies zu lernen, hilft es – insbesondere anfangs – nach einem festen Schema vorzugehen:

B-E-Z-Schema:
B = **B**enennen
E = **E**rlauben und **E**rnstnehmen
Z = **Z**iehenlassen

Betrachten Sie zunächst **eine Situation der letzten Woche**, in der Sie belastet waren und sich gegenüber Ihrer Familie ungeduldig, genervt oder impulsiv verhalten haben.

1. Fällt mir eine solche Situation ein? *(Beschreiben Sie die Situation in Stichworten)*

2. Wie bin ich mit meinen Emotionen in dieser Situation umgegangen?

3. Alternativer Umgang mit meinen Emotionen – **mit achtsamen Selbstmitgefühl:**

B = **B**enennen: ____

____

E = **E**rlauben/**E**rnstnehmen: ____

____

____

Z = **Z**iehenlassen: ____

____

Danach ist es wichtig, die Aufmerksamkeit bewusst auf etwas anderes zu lenken.

Dies könnte z. B. Folgendes sein: ____

AB 17: Mein Selbstmitgefühlstagebuch

Bis neu Erlerntes zu einer Gewohnheit wird, dauert es eine Weile. Übung und Wiederholung sind hier die entscheidenden Prinzipien zum Erfolg. Auch ist es wichtig, auf die ersten, vielleicht noch zaghaften Veränderungsversuche mit Nachsicht und Freundlichkeit zu reagieren. Anstelle von Sätzen wie »Das war doch nichts Besonderes« ist es viel günstiger, sich z. B. »Das war doch schon ganz gut für den Anfang!« zu sagen.

Bitte setzen Sie sich nicht unter Druck mit diesem Arbeitsblatt. Es geht nicht darum, es »möglichst gut« zu machen, sondern darum, die neu gelernten Prinzipien regelmäßig anzuwenden und dies zu realisieren. Verwenden Sie dazu gerne folgende »Selbstmitgefühls-Checkliste«. Alternativen, wie klassische Tagebücher (Papier oder digital), die Sie selbst gestalten, sind natürlich ebenso gut.

Sie können folgende Liste vervielfältigen und immer am Ende eines Tages oder am Ende einer Woche ausfüllen.

Selbstmitgefühls-Checkliste:
Pro Frage gibt es eine Skala von 1 bis 5. Je mehr Kreuzchen, desto besser ist es Ihnen gelungen.

Woche/Tag: ______________________

1. Wie mitfühlend bin ich mit mir selbst umgegangen? ☐ ☐ ☐ ☐ ☐
2. Wie mitfühlend bin ich mit meinen Mitmenschen umgegangen? ☐ ☐ ☐ ☐ ☐
3. Gelang es mir, durch Selbstmitgefühl Belastungssituationen aufzulösen? ☐ ☐ ☐ ☐ ☐
4. Habe ich das B-E-Z-Schema ausprobiert? ☐ ☐ ☐ ☐ ☐
5. Habe ich eine Achtsamkeits- oder Selbstmitgefühlsmeditation gemacht? ☐ ☐ ☐ ☐ ☐
6. Gab es Situationen, in denen ich durch Selbstmitgefühl mehr Kraft oder Durchsetzungsstärke gewinnen konnte? ☐ ☐ ☐ ☐ ☐
7. Wie wohlwollend bin ich mit mir als »noch Übende« umgegangen? ☐ ☐ ☐ ☐ ☐

Sehr schön, dass Sie sich auf die Reise zu mehr Selbstmitgefühl gemacht haben!

AB 18: Meine Lebenskreise

Mit dem Modell der »Lebenskreise« können Sie sich zunächst einen **Überblick über Ihre aktuelle Lebenssituation** verschaffen und im zweiten Schritt überlegen, welche Lebensbereiche, Sie in Zukunft gerne größer oder kleiner werden lassen würden. Typische Lebensbereiche könnten sein: Arbeit, Familienzeit, Me-Time, Pflege von Angehörigen, Vereinsaktivitäten, aber auch individuell bedeutende Bereiche, wie z. B. Krankheit (die eigene oder die eines Angehörigen). Je größer das »Tortenstück« im Kreis ist, desto mehr Raum (zeitlich und innerlich) nimmt dieser Bereich ein.

Überlegen Sie im ersten Schritt, welche Bereiche es bei Ihnen aktuell gibt und wie groß Sie diese Bereiche im **oberen Lebenskreis (= »JETZT«)** einzeichnen wollen.

Im zweiten Schritt können Sie die Bereiche so verändern, wie es Ihnen persönlich erstrebenswert erscheint (z. B. mehr Raum für Me-Time), und die Veränderungen im **unteren Lebenskreis (»ZUKUNFT«)** eintragen.

Meine Lebenskreise – jetzt und in Zukunft:

JETZT:

Wie es ist:

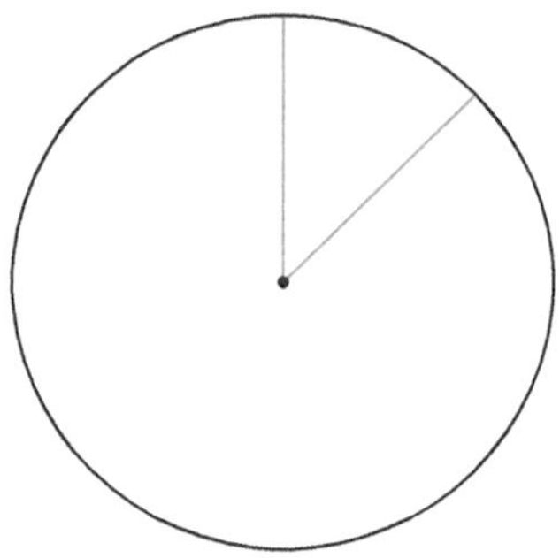

ZUKUNFT:

Wie ich es mir wünsche:

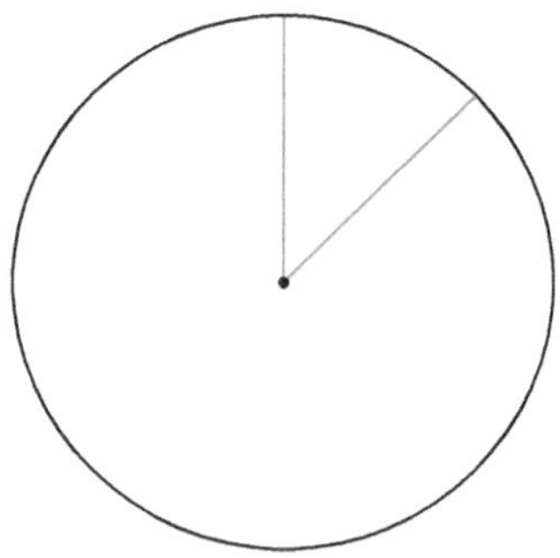

Wie geht es mir mit meiner Aufstellung? ______________________________

____

AB 19: Systemische Veränderungen planen

Mit dem vorherigen Arbeitsblatt haben Sie einen Überblick über Ihre aktuelle Lebenssituation gewonnen und reflektiert, wie Sie sich Ihre Lebensbereiche in Zukunft wünschen. In diesem Arbeitsblatt geht es nun darum, **konkrete Veränderungen zu planen**, die dazu beitragen, Ihren gewünschten Lebenskreis zu verwirklichen. Oft sind es kleine, systemische Veränderungen im Alltag oder in der Aufgabenverteilung, die eine große Wirkung haben können.

Überlegen Sie, welche **drei realistischen und umsetzbaren Ziele in Ihrem System** Sie in den nächsten Wochen angehen möchten. Diese Veränderungen sollten **positiv formuliert, konkret, überprüfbar und erreichbar** sein. Denken Sie auch an die Unterstützung, die Sie dabei benötigen.

Meine drei persönlichen Ziele:

1. **Welche konkrete Veränderung möchte ich umsetzen?**
   Beispiel: *Ich reduziere meine Arbeitszeit ab Oktober um 20 %.*

   Ziel 1: ______________________________

   Ziel 2: ______________________________

   Ziel 3: ______________________________

2. **Was genau tue ich dafür und wann beginne ich?**
   Beispiel: *Ich spreche mit meiner Vorgesetzten über eine Reduktion meiner Stunden. Am 10. August.*

   Ziel 1: ______________________________

   Ziel 2: ______________________________

   Ziel 3: ______________________________

3. **Wer oder was kann mich dabei unterstützen?**
   Beispiel: *Mein Partner kann mich emotional bestärken und mich in der Planung der Finanzen unterstützen.*

   Ziel 1: ______________________________

   Ziel 2: ______________________________

   Ziel 3: ______________________________

4. **Woran erkenne ich, dass die Veränderung wirksam ist?**
   Beispiel: *Ich habe mehr Zeit für mich und fühle mich nachmittags weniger erschöpft.*

   Ziel 1: ______________________________

   Ziel 2: ______________________________

   Ziel 3: ______________________________

AB 20: Meine Träume und Wünsche

Inmitten von Alltag, Verantwortung und Erschöpfung verlieren viele Mütter ihre eigenen Träume und Wünsche aus dem Blick. Dieses Arbeitsblatt lädt Sie dazu ein, wieder in Kontakt mit dem zu kommen, was Sie sich wünschen und erträumen – unabhängig von äußeren Erwartungen oder bisherigen Grenzen. Nehmen Sie sich Zeit, um folgende fünf Fragen zu beantworten. Schreiben Sie gerne intuitiv auf, an was Sie als Erstes denken. Ihre Antworten müssen niemandem gerecht werden.

Positive Visionen werden Ihnen helfen, ihre eigene Zukunft erfüllender zu gestalten!

1. Wovon träume ich, wenn ich keine Grenzen oder Verpflichtungen hätte?

2. Was wünsche ich mir für mein Leben in einem Jahr?

3. Wie möchte ich mich in meinem Alltag fühlen?

4. Welche vergessenen Wünsche oder Interessen möchte ich wieder aufleben lassen?

____

____

____

____

5. Was wäre ein erster kleiner Schritt in Richtung einer meiner Träume und Wünsche?

____

____

____

____

Wie schön, dass Sie sich Zeit für sich und Ihre Träume genommen haben!

Danksagung

Dieses Buch ist das Ergebnis vieler Begegnungen, Gespräche und gemeinsamer Wege.

Mein besonderer Dank gilt zunächst allen Patientinnen, die ich in den vergangenen Jahren ärztlich oder therapeutisch begleiten durfte. Sie haben maßgeblich dazu beigetragen, dass dieses Buch entstehen konnte. Danke besonders an alle Interviewpartnerinnen. In diesem intensiven Austausch ist mein Bewusstsein für Mütter-spezifische Themen in der Psychotherapie noch weiter gewachsen.

Ebenso möchte ich mich herzlich bei allen Kolleginnen und Kollegen bedanken, die mich auf meinem Weg als Ärztin und Therapeutin begleitet und inspiriert haben. Danke besonders an Hansjörg Ebell, der mich für die Welt der Hypnose und Hypnotherapie begeistert hat und mir hier ein wertvoller Lehrer blieb.

Auch auf meine verschiedenen klinischen Tätigkeiten blicke ich dankbar zurück. Hier konnte ich neben der Aus- und Weiterbildung vor allem die Kraft eines kollegialen Austausches und unterstützenden Arbeitsklimas erleben. Mein besonderer Dank gilt hier meinem letzten Team und meiner Kollegin Kathrin Thrum. Danke auch an die Kunsttherapeutin Sandra Stolle für die Inspirationen und die Bereitstellung der kunsttherapeutischen Beiträge dieses Buchs.

Mein Dank gilt auch allen Fachkolleginnen und Fachkollegen, mit denen ich während der Vorbereitung dieses Buchs in einen teils intensiven Austausch treten durfte und allen Forscherinnen und Forschern, die sich dem Thema Müttergesundheit widmen. Die Gespräche waren teils kontrovers, aber immer bereichernd. Danke besonders an Joram Ronel für seine Hilfestellung.

Ein herzliches Dankeschön auch an alle Mütter und Väter in meinem Freundes- und Bekanntenkreis, mit denen ich schon unzählige, oft sehr inspirierende Gespräche zum Thema Elternschaft und Beruf geführt habe. Danke dabei besonders an Ina Wunderlich, Alexander Sauter und Julia Mann – auch für ihre Motivation zu diesem Projekt und das kritische Gegenlesen.

Ein großer Dank gilt auch meinen eigenen Eltern für ihre fortwährende Begleitung und allen starken Frauen in meiner Familie – besonders meiner Mutter und Großmutter.

Ein ganz besonderer Dank gilt meiner eigenen Familie. Durch meinen Mann habe ich viel Unterstützung erfahren bei der Realisierung eigener Projekte und beruflicher Ziele und durch meine beiden Kinder darf ich das große persönliche Glück, das eine Mutterschaft neben aller Aufgabe ist, erfahren.

Danke, dass es Euch gibt!

Last but not least bedanke ich mich beim Schattauer Verlag für die Realisierung und Umsetzung dieses Projekts und den damit verbundenen Beitrag zum Thema Müttergesundheit. Danke an Maren Klingelhöfer für das Lektorat. Mein ganz besonderer Dank gilt der Projektleiterin Ulrike Albrecht, die trotz mehrfacher Verschiebungen des Abgabetermins durch mich fest an mich und mein Projekt geglaubt hat.

Literatur

Allmendinger, J. (2022). *Es geht nur gemeinsam! Wie wir endlich Geschlechtergerechtigkeit erreichen*. Ullstein.

AXA (2022). *Mental Health Report* 2022

Beck-Gernsheim, E. (2010), *Was kommt nach der Familie? Alte Leitbilder und neue Lebensformen* (3. überarb. und erw. Aufl.). Beck.

Bergner, T. (2018). *Burnout-Prävention: Erschöpfung verhindern – Energie aufbauen – Selbsthilfe in 12 Stufen* (3. Aufl.). Schattauer.

Bögels, S. & Restifo, K. (2014). *Mindful Parenting: A Guide for Mental Health Practitioners.* Springer.

Bögels, S. & Restifo, K. (2014). *Mindful Parenting: Achtsamkeit und Selbstfürsorge für Eltern. Das Manual für ein 8-Wochen-Programm*. Arbor.

Bowlby, J. (1989). Bindung: Historische Wurzeln, theoretische Konzepte und klinische Relevanz. In G. Spangler & P. Zimmermann (Hrsg.), *Die Bindungstheorie: Grundlagen, Forschung und Anwendung* (3. Aufl., S. 17–26). Klett-Cotta.

Brisch, K. H. (2013). *Schwangerschaft und Geburt: Bindungspsychotherapie. Bindungsbasierte Beratung und Therapie*. Klett-Cotta.

Brisch, K. H. (2014). *Säuglings- und Kleinkindalter: Bindungspsychotherapie. Bindungsbasierte Beratung und Therapie*. Klett-Cotta.

Cammarata, P. (2018). *Raus aus der Mental-Load-Falle: Wie gerechte Arbeitsteilung in der Familie gelingt*. Beltz.

Carter, C. S. (2014). Oxytocin pathways and the evolution of human behavior. *Annual Review of Psychology*, 65, 17–39.

Daminger, A. (2019). The cognitive dimension of household labor. *American Sociological Review*, 84(4), 609–633.

Daten des Statistischen Bundesamts (2023). *Erwerbstätigkeit von Frauen und Männern.* Wiesbaden.

Deutsches Ärzteblatt (2023). Vorbeugen statt heilen. *Deutsches Ärzteblatt*, 120(7), B249, 17. 02. 2023.

Deutsche Gesellschaft für Psychiatrie, Psychotherapie und Nervenheilkunde (DGPPN) (2012). Positionspapier Burnout. *Journal für Arbeitsmedizin, Sozialmedizin und Umweltmedizin*, 47(6).

De Hert, S. (2020). Burnout in healthcare workers: prevalence, impact and preventative strategies. *Local and Regional Anaesthesia*, 13, 171–183.

Der Spiegel (2025). Die neue Sehnsucht nach daheim. Und dafür haben wir gekämpft. *Der Spiegel*, 34, 8–19, 14. 08. 2025.

de Shazer, S. & Dolan, Y. (2008). *Mehr als ein Wunder: Lösungsfokussierte Kurztherapie heute.* Carl-Auer.

Ditzen, B., Schaer, M., Bodenmann, J. G., Gabriel, B., Ehlert, U. & Heinrichs, M. (2009). Intranasal oxytocin increases positive communication and reduces cortisol levels during couple conflict. *Biological Psychiatry*, 65(9), 728–731.

Donath, O. (2015). Regretting motherhood: A sociopolitical analysis. *Signs: Journal of Women in Culture and Society*, 40(2), 343–367.

Erzinger, A. B. & Steiger, A. E. (2014). Intergenerational transmission of maternal and paternal parenting beliefs: The moderating role of interaction quality. *European Journal of Developmental Psychology*, 11(2), 177–195.

Feldman, R. (2015). The adaptive human parental brain: Implications for children's social development. *Trends in Neurosciences*, 38(6), 387–399.
Feldman, R., Gordon, I., Schneiderman, I., Weisman, O. & Zagoory-Sharon, O. (2010). Natural variations in maternal and paternal care are associated with systematic changes in oxytocin following parent–infant contact. *Psychoneuroendocrinology*, 35(8), 1133–1141.
Freudenberger, H. (1974). Staff Burn-Out. *Journal of Social Issues*, 30(1), 159–165.
Freudenberger, H. & North, G. (1985). *Burnout bei Frauen. Über das Gefühl des Ausgebranntseins.* Krüger.
Gassmann, D. & Grawe, K. (2006). General change mechanisms: The relation between problem activation and successful and unsuccessful therapeutic interactions. *Clinical Psychology and Psychotherapy*, 13(1), 1–11.
Germer, C. K. & Neff, K. D. (2013). Self-compassion in clinical practice. *J Clin Psychol.*, 69(8):856–67.
Gilbert, P. (2013). *Compassion Focused Therapy* (Deutsche Aufl.). Junfermann.
Gilbert, P. (2019). Explorations into the nature and function of compassion. *Current Opinion in Psychology*, 28, 108–114.
Gilbert, P. (2020) Compassion: From its evolution to a psychotherapy. *Frontiers in Psychology*, 11, 586–161.
Goldberg, S. B., Tucker, R. P., Greene, P. A., Davidson, R. J., Wampold, B. E., Kearney, D. J. & Simpson, T. L. (2018). Mindfulness-based interventions for psychiatric disorders: a systematic review and meta-analysis. *Clinical Psychology Review*, 59, 52–60.
Gordon, I., Zagoory-Sharon, O., Leckman, J. F. & Feldman, R. (2010). Oxytocin and the development of parenting in humans. *Biological Psychiatry*, 68(4), 377–382.
Goyal, M., Singh, S., Sibinga, E. M. S., Gould, N. F., Rowland-Seymour, A., Sharma, R., ... Haythornthwaite, J. A. (2014). Meditation programs for psychological stress and well-being: a systematic review and meta-analysis. *JAMA Internal Medicine*, 174(3), 357–368.
Grawe, K. (2000). *Psychologische Therapie* (2. korr. Aufl.). Hogrefe.
Grawe, K., Bernauer, F. & Donati, R. (1994). *Psychotherapie im Wandel: Von der Konfession zur Profession*. Piper.
Grieb, Z. A. & Lonstein, J. S. (2022). Oxytocin–serotonin interactions regulate nearly all other aspects including postpartum nursing, aggression, anxietylike behaviour and stress coping strategy. *Philosophical Transactions of the Royal Society B: Biological Sciences*, 377(1858), article 20210062.
Jahresbericht des Müttergesundheitswerks 2023. https://www.muettergenesungswerk.de
Kabat-Zinn, J. (1991). *Gesund durch Meditation: Das große Buch der Selbstheilung*. Barth.
Khoury, B., Lecomte, T., Fortin, G., Masse, M., Thérien, P., Bouchard, V., Chapleau, M.-A., Paquin, K. & Hofmann, S. G. (2013). Mindfulness-based therapy: A comprehensive meta-analysis. *Clinical Psychology Review*, 33(6), 763–771.
Kim, J. J., Parker, S. L., Doty, J. R., Cunnington, R., & Gilbert, P. (2014). Neurophysiological and behavioural markers of compassion. *Clinical Neuropsychiatry*, 11(3), 108–117.
Kirsch, P. (2015). Oxytocin in the socioemotional brain: Implications for psychiatric Disorders. *Dialogues in Clinical Neuroscience*, 17(4), 463–476.
Kirsch, P. & Ditzen, B. (2022). Neuromodulatorische Einflüsse auf das Wohlbefinden: Dopamin und Oxytocin. In R. Frank & C. Flückiger (Hrsg.), *Therapieziel Wohlbefinden. Psychotherapie: Praxis* (S. 49–59). Springer.
Kirsch, P., Esslinger, C., Chen, Q., Mier, D., Lis, S., Siddhanti, S. et al. (2005). Oxytocin modulates neural circuitry for social cognition and fear in humans. *Journal of Neuroscience*, 25(49), 11489–11493.
Kučerová, B., Levit-Binnun, N., Gordon, I. & Golland, Y. (2023). From Oxytocin to Compassion: The Saliency of Distress. *Biology*, 12(2), 183.

Lathren, C., Bluth, K. & Zvara, B. (2020). Parent self-compassion and supportive responses to child difficult emotion: An intergenerational theoretical model rooted in attachment. *Journal of Family Theory & Review*, 12(3), 368–381.

Liu, Y., Zhao, S., Zhang, X., Zhang, X., Liang, T. & Ning, Z (2025). The Effects of Imagery Practice on Athletes' Performance: A Multilevel Meta-Analysis with Systematic Review. *Behavioral Sciences*, 15(5), art. 685.

Mangold, J. (2018). *Wir Eltern sind auch nur Menschen: Selbstmitgefühl zwischen Säbelzahntiger und Smartphone – Ein Selbsthilfebuch von der Neurowissenschaft zur konkreten Anwendung im Familienalltag*. Arbor.

Maslach, C. & Jackson, S. E. (1981). The measurement of experienced burnout. *Journal of Occupational Behavior*, 2(2), 99–113.

Maslach, C. & Jackson, S. E. (1986). *The Maslach Burnout Inventory Manual*. Consulting Psychologists Press.

Maslach, C., Schaufeli, W. B. & Leiter, M. P. (2001). Job Burnout. Annual Review of Psychology, 52, 397–422.

Meeussen, L. & Van Laar, C. (2018). Feeling Pressure to Be a Perfect Mother Relates to Parental Burnout and Career Ambitions. *Frontiers in Psychology*, 9, 2113.

Meinhold, A., Hertle, D. & Schilling, A. (2023). Müttergesundheit: Ein Thema! Fakten und Bedarfe. bifg. Barmer Institut für Gesundheitssystemforschung. *Gesundheitswesen aktuell*, 166–188.

Meisenzahl, E., Stegmüller, A. & Gerwig, H. (2021). *Psychische Belastung in Schwangerschaft und Stillzeit. Das Manual für Gruppen- und Einzelverdenken*. Schattauer.

Mikolajczak, M., Gross, J. J., Stinglhamber, F., Lindahl-Norberg, A. & Roskam, I. (2020). Is Parental Burnout Distinct from Job Burnout and Depressive Symptomatology? *Clinical Psychological Science*, 8(4), S. 673–689.

Munder, T., Karcher, A., Yadikar, Ö., Szeles, T. & Gumz, A. (2019). Focusing on patients' existing resources and strengths in cognitive-behavioral therapy and psychodynamic therapy: A systematic review and meta-analysis. *Zeitschrift für Psychosomatische Medizin und Psychotherapie*, 65(2), 144–161.

Neff, K. (2011). *Selbstmitgefühl: Wie wir uns mit unseren Schwächen versöhnen und uns selbst der beste Freund werden* (G. Kretzschmar, Trans.). Kailash.

Neff K. (2023). Self-Compassion: Theory, Method, Research, and Intervention. Review. *Annu Rev Psychol*. 2023 Jan 18; 74,193–218.

Neff, K. & Germer, C. (2018). *The Mindful Self-Compassion Workbook: A Proven Way to Accept Yourself, Build Inner Strength, and Thrive*. Guilford Press.

Neff, K. & Germer, C. (2019). *Selbstmitgefühl. Das Übungsbuch. Ein bewährter Weg zu Selbstakzeptanz, innerer Stärke und Freundschaft mit sich selbst*. Arbor.

Pawluski, J. L., Li, M. & Lonstein, J. S. (2019). Serotonin and motherhood: From molecules to mood. *Frontiers in Neuroendocrinology*, 53, article 100742.

Pollak, S. M. (2019). *Self-Compassion for Parents: Nurture Your Child by Caring for Yourself*. Guilford Press.

Potreck-Rose, F. & Jacob, G. (2008). *Selbstzuwendung, Selbstakzeptanz, Selbstvertrauen. Psychotherapeutische Interventionen zum Aufbau von Selbstwertgefühl* (5. Aufl.). Beltz.

Prandstetter, K., Preiß, L., Murphy, H., & Olderbak, S. (2019). Erschöpfung als Elternteil: Fragebogen [Parental Burnout Assessment]. International Investigation of Parental Burnout Website. https://en.burnoutparental.com/instruments-and-materials

Rabe, J. E., Schillok, H. & Merkel, C. et al. (2021). Belastung von Eltern mit Kindern im Schulalter während verschiedener Phasen der COVID-19-Pandemie in Deutschland: Eine Analyse der COVID-19-Snapshot-Monitoring-(COSMO-)Daten. *Bundesgesundheitsblatt*, 64, 1500–1511.

Reddemann, L. (2001). *Imagination als heilsame Kraft: Zur Behandlung von Traumafolgen mit ressourcenorientierten Verfahren*. Pfeiffer bei Klett-Cotta.

Revenstorf, P. (2009). *Hypnose in Psychotherapie, Psychosomatik und Medizin: Manual für die Praxis* (2. Aufl.). Springer.

Rohde, A., Dorn, C. & Hocke, M. (2017). *Psychosomatik in der Gynäkologie: Kompaktes Wissen – Konkretes Handeln.* Schattauer.

Roskam, I., Aguiar, J., Akgun, E. et al. (2021). Parental burnout around the globe: A 42-country study. *Affective Science*, 2(1), 58–79.

Roskam, I., Brianda, M. E. & Mikolajczak, M. (2018). A step forward in the conceptualization and measurement of parental burnout: The Parental Burnout Assessment (PBA). *Frontiers in Psychology*, 9, 758.

Roskam, I., Raes, M.-E. & Mikolajczak, M. (2017). Exhausted Parents: Development and Preliminary Validation of the Parental Burnout Inventory. *Frontiers in Psychology, 8, Article 163.*

Sack, M. (2010). *Schonende Traumatherapie: Ressourcenorientierte Behandlung von Traumafolgestörungen.* Schattauer.

Scatliffe, N., Casavant, S., Vittner, D. & Cong, X. (2019). Oxytocin and early parent–infant interactions: A systematic review. *International Journal of Nursing Sciences*, 6(4), 445–453.

Schutzbach, F. (2024). *Die Erschöpfung der Frauen: Wider die weibliche Verfügbarkeit.* Droemer Taschenbuch.

Segal, J. & Kabat-Zinn, J. (2013). *Gesund durch Meditation. Das große Buch der Selbstheilung.* Knaur.

Segal, Z. V., Williams, J. M. G., & Teasdale, J. D. (2002). *Mindfulness-based cognitive therapy for depression: A new approach to preventing relapse.* The Guilford Press

Speca, M., Carlson, L. E., Goodey, E. & Angen, M. (2000). A randomized, wait-list-controlled clinical trial: The effect of a mindfulness meditation-based stress reduction program on mood and symptoms of stress in cancer outpatients. *Psychosomatic Medicine*, 62(5), 613–622.

Sulz, S. (2017). *Gute Verhaltenstherapie lernen und beherrschen – Band 2: Verhaltenstherapie-Praxis: Alles, was Sie für eine gute Therapie brauchen.* CIP-Medien.

Walter, I., Landers, S., Quehenberger, J., Carlson, E. & K. H. Brisch (2019). The efficacy of the attachment-based SAFE® prevention program: a randomized control trial including mothers and fathers. *Attachment and Human Development*, 21(5), 510–531.

WHO (1948). Constitution of the World Health Organization. Geneva: World Health Organization. https://apps.who.int/gb/bd/pdf/bd47/en/constitution-en.pdf (Accessed: 19 October 2025).

WHO (2019). Eleventh Revision of the International Classification of Diseases (ICD-11) – Adoption by the 72nd World Health Assembly. Geneva: World Health Organization. Abgerufen am 19. Oktober 2025 von https://apps.who.int/gb/ebwha/pdf_files/WHA72/A72_29-en.pdf

Williams, M., Teasdale, J. & Segal, Z. (2021). *MBCT-Arbeitsbuch: Ein 8-Wochen-Programm zur Prognose und emotionalem Stress* (4. Aufl.). Arbor.

Williams, M., Teasdale, J., Segal, Z. & Kabat-Zinn, J. (2013). *Der achtsame Weg durch die Depression.* Arbor.

Winnicott, D. (2017). *Familie und individuelle Entwicklung.* Psychosozial-Verlag.

Young, J. E., Klosko, J. S. & Weishaar, M. E. (2005). *Schematherapie: Ein praxisorientiertes Handbuch.* Junfermann.

Webseiten

https://self-compassion.org
https://chrisgermer.com
https://mindfulcompassionateparenting.org/de
https://susanbogels.com
https://www.burnoutparental.com

Weiterführende Literatur – auch als Leseempfehlung für Mütter mit Burnout

Cammarata, P. (2018). *Raus aus der Mental-Load-Falle: Wie gerechte Arbeitsteilung in der Familie gelingt*. Beltz.
Heinemann, H. (2023). *Zu erschöpft, um wütend zu sein: Was sich ändern muss, damit Mütter zu neuer Freiheit finden – Endlich aufatmen, abgeben & aufleben*. Kösel.
Imlau, N. (2024). *Bindung ohne Burnout: Kinder zugewandt begleiten ohne auszubrennen*. Beltz.
Kuka, P. (2020). *Mumlife: Witty and pretty musings on the truth about motherhood*. HarperCollins.
Mangold, J. (2018). *Wir Eltern sind auch nur Menschen: Selbstmitgefühl zwischen Säbelzahntiger und Smartphone – Ein Selbsthilfebuch von der Neurowissenschaft zur konkreten Anwendung im Familienalltag*. Arbor.
Neff, K. (2022). *Kraftvolles Selbstmitgefühl für Frauen: Klar für sich selbst einstehen, engagiert handeln und Erfüllung finden*. Kailash.

Sachverzeichnis

R

S